Anke Engelhard

Frederic & Geraldine

Anke Engelhard

FREDERIC & GERALDINE

Vom Abenteuer, eine moderne Mutter zu sein

Argon

Layout und Satz: Petra Florath, Berlin
Druck und Bindung: Clausen & Bosse, Leck
ISBN 3-87024-464-X

Glück ist das lichterlohe
Bewußtsein. Diesen Augenblick
wirst du niemals vergessen. Man gleicht
einem Film, der belichtet wird,
entwickeln wird es
die Erinnerung.

Max Frisch

SCHWANGERSCHAFT

Der Schwangerschaftstest oder eine misslungene Inszenierung

Ich bin eine Versagerin. Das war die erste wichtige Erkenntnis, die ich durch Frederic gewann. Und da war er gerade mal ein kurzer, blauer Strich auf einem langen weißen Schwangerschaftstest-Streifen und ich immerhin schon eine halbwegs erfolgreiche, selbstbewußte Frau von dreißig Jahren.
Damals konnte ich nicht ahnen, daß dieses Versager-Gefühl mir fortan wie Kaugummi an den Schuhen kleben würde. Ich wußte auch nicht, daß dieser kleine Mensch in meinem Bauch nebst späterer Schwester mich mehr an mir zweifeln lassen würde als alle anderen Menschen in meinem Leben.
Warum ich mich als Versagerin fühlte? Weil ich, wie mir es später noch oft passieren würde, einen der glücklichsten Momente in meinem Leben organisatorisch verpatzt hatte.
Das fing schon damit an, daß ich diesen blöden Schwangerschaftstest auf dem Wasserspülkasten der Toilette aufgestellt hatte. Erstens kann man auf der Toilette schlecht mit Sekt anstoßen, zweitens war unser Bad damals so eng, daß wir uns wie in der Straßenbahn drängelten. So konnte immer nur einer von uns auf den Test schauen.
Dirk und ich schauten also abwechselnd. Irgendwann erschien tatsächlich so etwas wie ein Strich. Der war aber so

schwach, daß wir gleich hin und her diskutierten, ob es denn nun oder nicht, oder doch ...?
Als wir endlich sicher waren, fehlten uns die Worte.
Den großen Moment verbrachten ausgerechnet wir sprachlos. Das fand ich nicht sehr spektakulär.
Das einzige, was mir einfiel, war die glorreiche Idee, Dirk in der Apotheke einen zweiten Test holen zu lassen. Wir konnten es einfach nicht glauben.
Die Apotheke war an diesem Samstag voller alter Damen, die sich über das Wochenende mit ihrer Medizin eindecken wollten. Als Dirk den Schwangerschaftstest verlangte, herrschte schlagartiges Schweigen, etwa so wie in der Verhütungsmittelreklame, wenn die Kassiererin ihre Kollegin fragt: »Herta, was kosten die Kondome?« Im Gegensatz zum Kondom ruft ein Schwangerschaftstest allerdings vor allem freundlich-verschwörerische Reaktionen hervor. Die Damen nickten Dirk aufmunternd zu. Fehlte nur noch, daß sie ihm auf die Schulter klopften.
Und dann passierte das, was einer schwangeren Frau oder einem werdenden Vater ständig passiert. Die Leute erzählten in aller Ausführlichkeit die Geschichten ihrer eigenen Schwangerschaften und Geburten.
Als sich Dirk nach einer Viertelstunde endlich losreißen konnte, war er nicht nur mit einem zweiten Schwangerschaftstest, sondern auch mit einer Menge guter Ratschläge bewaffnet.
Er konnte damals noch nicht wissen, daß das nur ein kleiner Vorgeschmack auf die Tausende von Ratschlägen war, die er in seiner Eigenschaft als werdender und seiender Vater bekommen würde.
Jedenfalls war mein Ehemann schon ziemlich entnervt, als er wiederkam. Ich übrigens auch, denn ich konnte mir nicht erklären, wo er solange blieb. Immerhin war ich gerade zu 99,9 Prozent (so stand es auf dem Beipackzettel) eine wer-

dende Mutter geworden und wartete ungeduldig auf den zweiten Test. Mit ihm wäre ich dann immerhin zu 199,8 Prozent schwanger. Das würde auch eine Skeptikerin wie mich überzeugen.
Diesmal verlagerten wir den Test ins Wohnzimmer, damit wir beide gleichzeitig draufschauen konnten.
Was soll ich sagen? Frederic beharrte auf seinem Wunsch, uns demnächst zu glücklichen Eltern zu machen.
Von einer Sekunde auf die andere wurde mir klar, daß sich mein Leben von nun an total verändern würde. Das Baby war noch etwas Abstraktes, aber mein Job, meine Freiheit, mein Vergnügen, das waren alles konkrete Dinge, die ich äußerst schätzte. Wieviel davon würde ich aufgeben müssen? Würde ich eine gute Mutter sein? Was, wenn Dirk und ich der Aufgabe nicht gewachsen waren? Was, wenn wir uns eines Tages nicht mehr verstehen würden?
Ich kam mir vor wie jemand, der einfach mal so eine Bombe gezündet hat und sich plötzlich vor dem Knall fürchtet.
Das war zuviel. Ich brach in Tränen aus.
In Frauenillustrierten, Schwangerschaftsbüchern, Ärzteromanen und allen möglichen anderen unentbehrlichen Hilfen für den Alltag las ich immer wieder: Die Ankündigung eines Babys ist einer der glücklichsten Momente im Leben einer Frau. Genauso wie später das erste Strampeln im Bauch, der erste Blick auf das Ultraschall-Bildchen und schließlich der erste Moment nach der Geburt.
Mindestens einer der Beteiligten bricht bei solchen Gelegenheiten in Tränen aus, natürlich vor Glück.
Von Tränen der Unsicherheit, des Zweifels, der Angst vor Neuem steht da nichts.
Ich sagte es ja bereits, ich bin eine Versagerin!

DIE ZWEITE CHANCE

Bei unserem zweiten Kind wollten wir das alles ganz anders machen.
Sie oder er sollte genau geplant sein, zum »richtigen« Zeitpunkt kommen und dann natürlich gebührend gefeiert werden.
Vielleicht würde ich Dirk sogar überraschen können. Das wäre noch effektvoller.
Ich dachte da an einen Film, den ich einmal gesehen hatte. Darin wurde eine Frau von ihrer großen Liebe schwanger. Sie lud ihren Liebsten zu einem phantastischen Essen ein. Nachdem sie ihm das königliche Mahl kredenzt hatte, servierte sie ihm zum Dessert statt einer Mousse au chocolat ihr süßes Geheimnis. Und das in Form eines hübsch verpackten Kartons, der zwei kleine rosa Schühchen enthielt.
Der zukünftige Papa verstand natürlich sofort und umarmte die zukünftige Mama heiß und innig.
So oder so ähnlich stellte ich es mir auch bei uns vor.
Vorausgesetzt natürlich, ich würde mein recht ausgeprägtes Mitteilungsbedürfnis bremsen können. Versuchen wollte ich es zumindest.
Als Frederic acht Monate alt war, begann ich wieder zwei Tage in der Woche als Redakteurin zu arbeiten. Ich war froh, wieder »draußen« zu sein. Hinter mir lagen lange Wintermonate, in denen ich mich manchmal mit meinem Kind regelrecht einsam gefühlt hatte. Natürlich gab es Krabbelgruppen, Kaffeenachmittage oder auch meine Familie. Aber ich wollte keine Beschäftigungstherapie, sondern etwas, das auch meinem Kopf Spaß machte. Die Stunden in der Redaktion taten das.
Frederic verbrachte die zwei Tage bei seiner geliebten »Nana«, meiner Schwiegermutter. Ich wußte, dort war er bestens auf-

gehoben. So genoß ich den unglaublichen Luxus, ohne schlechtes Gewissen etwas für mich tun zu können.
Eine ideale Situation für alle Beteiligten.
Das muß sich auch unsere Tochter gedacht haben, denn sie entschloß sich just in diesem Moment, zu uns zu stoßen.
Dirk hätte lieber noch etwas gewartet. Als meine Periode ausblieb, erzählte ich ihm deshalb mit ziemlich schlechtem Gewissen (ich hatte auf einer »natürlichen Verhütung« beharrt), ich befürchte, schwanger zu sein – nicht gerade die ideale Voraussetzung für einen romantischen »Liebling, ich trage wieder ein Kind unter dem Herzen«-Abend.
Der Schwangerschaftstest stand daher wieder mal unter eher nüchternen Vorzeichen.
Als mein Mann diesmal den verheißungsvollen blauen Strich auf dem Teststreifen sah, sagte er nur: »Ach du Schande, schon wieder schwanger!«
Inzwischen ist mir klargeworden, daß wir einfach nicht das Talent für große Inszenierungen haben. Die wirklich glücklichen Momente überraschen einen meistens dann, wenn man nicht damit rechnet.
So geht es den meisten Eltern, mit denen ich gesprochen habe.
Mir hat zumindest noch keiner von einem kinoreifen Auftritt seines Partners erzählt.
Gerade der Mann hat es in diesem Moment besonders schwer. Seine Reaktion auf künftige Vaterfreuden gilt gemeinhin als Gradmesser für die Liebe, die er der zukünftigen Mutter seines Kindes entgegenbringt. Wenn man bedenkt, daß die »falsche« Reaktion nicht gerade eine Chance für die Liebe ist, lastet auf diesem kurzen Augenblick eine Riesenverantwortung.
Verantwortung ist sowieso das Stichwort für die werdenden Väter. Als sich Geraldine ankündigte, überlegte Dirk vor allem,

welche Verantwortung er nun mit zwei Kindern haben würde. Beruflich befand er sich gerade im Umbruch und brauchte dafür all seine Energie. Deshalb hatte ich auch ein schlechtes Gewissen, weil ich das mit der Verhütung recht großzügig gehandhabt hatte.

DIE FREUDIGE NACHRICHT

Und dann galt es, den Rest der Familie über das »freudige Ereignis« zu unterrichten.
Als ich mit Frederic schwanger war, hatte ich noch den warmen Regen der allgemeinen Familienrührung abbekommen. Dirk und ich ließen eine Flasche Sekt springen, erst bei meinen, dann bei seinen Eltern. So wurde die Anmeldung unseres Sohnes wenigstens im Familienkreis richtig begossen.
Bei Geraldine war das schon etwas anders.
Frederic war noch ein kleines Baby, und die erste Geburt hatte mich gesundheitlich sehr mitgenommen. Es gab für Außenstehende keinen einsichtigen Grund, mir das Ganze so schnell wieder zuzumuten.
Daß ich eine richtige Familie sein wollte, daß ich mehr Trubel im Haus wollte und daß ich Kinder einfach toll fand, waren keine besonders populären Argumente. Ich bemühte mich daher kaum um Erklärungen. Und wenn, dann benutzte ich das »Dann können die beiden gemeinsam groß werden«-Argument. Das zog meistens.
Auch wenn Geraldine für mich also ein absolutes Wunschkind war, verkaufte ich die Sache von Anfang an etwas nüchterner als die erste Schwangerschaft. Schließlich sollte die Lücke, die zwischen meiner Euphorie und den verhaltenen Reaktionen meiner lieben Verwandten klaffte, nicht allzu peinlich heraustreten.

Unserem Instinkt folgend, ließen Dirk und ich die Sektflasche diesmal daheim.
Das erwies sich im nachhinein als richtig.
Der Gesichtsausdruck meiner Schwiegermutter sagte: »Ach du lieber Gott, wie kannst du meinem Sohn noch so schnell ein zweites Kind aufhalsen?« Ihr Mund sagte: »Das wird sehr anstrengend werden. All die vielen Windeln, die viele Wäsche, der Dreck ...« Ich glaube, da habe ich schon nicht mehr so genau hingehört.
Schließlich beruhigte sie sich mit dem Fazit: »Na, dann hast du es wenigstens hinter dir.«
Daß ich mir eigentlich immer drei Kinder gewünscht habe, behielt ich in diesem Moment für mich. Ich wollte ihr nicht zuviel zumuten. Weniger praktische, sondern eher grundsätzliche Bedenken hatten Freunde und Bekannte.
Die Art der Reaktion hängt dabei zum einen von der Anzahl und zum anderen vom Geschlecht der Kinder ab.
Meine erste Schwangerschaft rief ausnahmslos Begeisterung hervor.
Die Frage des Geschlechts behandelten die meisten Mitmenschen noch sehr großzügig. »Ist ja auch egal, Hauptsache, das Kind ist gesund!«
Ich fragte mich dann immer, was diese Leute sagen würden, wenn mein Kind vielleicht behindert wäre.
Als ich mit Geraldine schwanger war, unterschieden sich die Reaktionen schon etwas. Ältere Leute fanden es o.k., daß ich Frederic nicht als egoistisches, asoziales, verwöhntes Einzelkind aufwachsen lassen wollte. Jüngeren Leuten stand die stumme Frage ins Gesicht geschrieben, ob ich jetzt etwa endgültig in die Bedeutungslosigkeit der Hausfrau und Mutter absinken wolle.
Was das Geschlecht betraf, hatte ich bei Geraldine den unschätzbaren Vorteil, daß ich ihr Geschlecht bereits in der

Schwangerschaft kannte. Ein Mädchen nach einem Jungen, das fanden alle in Ordnung. »Das ist aber schön, dann haben Sie ja ein Pärchen.« Damit war meine Mutterpflicht erfüllt. Mit dem Stammhalter hatte ich den Pflichtteil und mit der Tochter die Kür bravourös bestanden. Einen Sohn, so ließ ich mir sagen, verliert man an eine andere Frau, die Tochter bleibt einem ein Leben lang erhalten.

Meine Freundin Suse wollte sich den schrecklichen Verlust an eine andere Frau ersparen und gebar gleich zwei Töchter. Eigentlich schlau, dachte ich mir. Wenn da nicht die Sache mit der unterschiedlichen Wertigkeit gewesen wäre. Eine Tochter hat man zwar ein ganzes Leben, aber sie ist auch weniger wert als ein Sohn. So hatte Suse ihre liebe Not, sich für ihre zwei Töchter zu rechtfertigen. Sie selbst empfand diesen Makel gar nicht, bis sie eines Tages einem bekannten älteren Herrn strahlend ihre zweite Tochter vorstellte. Er beglückwünschte sie herzlich, um ihr gleich darauf Trost zuzusprechen: »Zwei Mädchen? Na ja, die muß es ja auch geben!«

Ein Bekannter von mir, ebenfalls Vater zweier Töchter, verteidigt sich stets mit dem Spruch: »Ein richtiger Mann hat nur Frauen zu Hause.«

Ich glaube, eine Selbsthilfegruppe für Eltern mit ausschließlich weiblichen Kindern hätte regen Zuspruch.

Eines muß man den Mädchen allerdings lassen. Sie sind als Kinder einfach pflegeleichter und reifer als die kleinen Buben. Das bestätigen alle Eltern.

Neulich überlegte ich mir mit meiner Mutter, ab welchem Alter sich dieser Vorsprung der Mädchen wieder ausgleicht. Wir kamen zu dem Ergebnis, daß er ein Leben lang anhält.

Glück gehabt hat die Schwägerin meines Schwagers. Nach dem ersten Mädchen verkündete sie, so lange Kinder zu gebären, bis sie ihrem Mann endlich einen Sohn schenken kön-

ne. Da sie begeisterte Mutter ist, nahmen wir ihr das auch alle ab. Vor meinem geistigen Auge sah ich sie schon mit einem Rudel plärrender, rotznäsiger Mädels rumziehen. Das wollte der liebe Gott wohl auch nicht, denn schon im zweiten Versuch gebar sie den ersehnten Sohn.
Sollte sie sich dennoch für ein drittes Kind entscheiden, muß sie sich gute Argumente überlegen. Der Hinweis auf das gerade erworbene große Auto oder die vielen leerstehenden Räume im Haus wird gemeinhin von der Umwelt akzeptiert. Wer sich allerdings ohne »vernünftigen« Grund drei Kinder zulegt, wird angesichts von Umweltverschmutzung, Übervölkerung und Massenarbeitslosigkeit als verantwortungslos beschimpft.
So lauten zumindest die offiziellen Gründe. In Wahrheit fühlen sich viele Menschen von Familien mit mehreren Kindern belästigt.
Meine Freundin Corina hat drei Kinder. Ihr Sohn hatte als kleiner Junge eine starke Neurodermitis. Wenn sie deshalb mit ihm zum Arzt ging, rückten die anderen Patienten im Wartezimmer von ihr und den drei Kindern ab. Sie stuften meine Freundin schlicht als asozial ein und hielten die schlimme Haut des Kleinen für eine Folge von mangelnder Pflege.
Jetzt bekommt sie ihr viertes Kind. Mit drei Kindern *und* dikkem Bauch beim Arzt?
Corina betet jeden Morgen, daß keines ihrer Kinder demnächst zum Arzt muß.
Vielleicht tröstet es die empörten Mitbürger, daß Corina nach den zwei Mädchen und einem Jungen jetzt noch einen Sohn bekommt. Dann hat sie nämlich zwei Pärchen ...

EIN EI, EIN ARZT UND ICH

Wo ist Engelhard? Das zu 199,8 % vom Samen meines Mannes befruchtete Ei war einfach nicht aufzufinden. So sehr der Arzt auch mit dem Ultraschall in mir rumstocherte, dieses Ding war nicht zu sehen.

Genaugenommen fahndete er ja auch nicht nach »Engelhard«, sondern nach »Emig«. Das ist der Name meines Mannes und gleichzeitig unser Familienname. Ich gehöre nämlich zu den modernen Frauen des ausgehenden zwanzigsten Jahrhunderts, die die eintönigen Register unserer Standesämter mit so wohlklingenden Doppelnamen wie Engelhard-Emig auffrischen.

Unsere Kinder dagegen sollten einfach und bedeutungsvoll »Emig« heißen. Wo aber war Emig jetzt? Ich war mir ganz sicher, schwanger zu sein.

Erstens hatte ich ja den Schwangerschaftstest gemacht, und zweitens waren meine Brüste etwas angeschwollen. Das war eine Tatsache, die mir sofort auffiel, nachdem ich von der Natur in dieser Beziehung nicht gerade großzügig ausgestattet worden bin. Eine Freundin hatte mir von einer Busen-Vergrößerungs-Akupressur-Methode erzählt. Besonders Dirk war ganz Feuer und Flamme. Er wendete sie so gewissenhaft an, daß mein Busen jetzt – nur zwei Monate später – tatsächlich von Tag zu Tag anschwoll. Daß der Bauch gleich mitschwoll, gehörte wohl zu den Nebenwirkungen. Ich fühlte es jedenfalls, daß ich schwanger war.

Was aber sind schon ein paar lächerliche Gefühle gegen das objektive, absolut wissenschaftliche Ergebnis eines Ultraschallgerätes?

Auch wenn ich eisern darauf beharrte, der Arzt wollte mir die Schwangerschaft nicht bestätigen. Nach ein paar ratlosen Sekunden hatte er den beruhigenden Einfall, es könne sich

um eine Eileiterschwangerschaft handeln. Also stocherte er wieder in mir rum. Doch auch da: Fehlanzeige!
Blieb nur noch der Urintest. Also erst mal wieder raus zur Anmeldung. Als mich die Sprechstundenhilfe dann zum zweiten Mal innerhalb von zwanzig Minuten fragte, was ich denn für ein Anliegen hätte, wurde ich langsam nervös. Mit letzter Geduld erklärte ich ihr, daß ich schwanger sei und bei ihr nun einen Urintest machen wolle, um sie, den Arzt und den Rest der Welt endlich von dieser Tatsache zu überzeugen.
Einzig mein Urin ließ mich nicht im Stich.
Endlich war ich eine offiziell anerkannte Schwangere und fortan berechtigt, einen Mutterpaß mit mir zu tragen.
Dieses erhebende Gefühl half mir ein wenig über die Enttäuschung hinweg, daß weder der Arzt noch die Sprechstundenhilfen mir gratuliert hatten. Schwangerschaften waren für sie schließlich das tägliche Brot.

Leben und Tod in der Schwangerschaft – als meine Grossmutter starb

Meine Oma hätte Ärztin werden sollen. Als ich sie besuchte, um ihr die frohe Botschaft meiner Empfängnis zu verkünden, öffnete sie mir die Tür und sagte: »Kind, Du bist schwanger.« Da war ich natürlich völlig platt. Sie hatte - im Gegensatz zum Arzt - nicht mal zwei Sekunden gebraucht, um meine Schwangerschaft zu bemerken, und sie gab mir vor allem auch das Gefühl, daß dies etwas Wunderbares war.
Sie freute sich sehr auf ihr Urenkelchen. Ich glaube auch deshalb, weil sie mich mit meinen dreißig Jahren insgeheim schon für ein spätes Mädchen hielt und vielleicht gar nicht

mehr so recht daran geglaubt hatte, daß ich jemals Mutter werden würde. Natürlich war auch sie neugierig, ob es eine Urenkelin oder ein Urenkel werden würde. Gott sei Dank gab es den allseits bereiten Ultraschall, und so wurde Frederic schon nach ein paar Monaten von meinem Frauenarzt messerscharf als werdendes Mädchen identifiziert. Oma freute sich darüber, denn sie hatte bereits einen Urenkel.
Mit dieser Falschinformation im Kopf starb sie. Starb einfach so dahin, ohne mein Baby abzuwarten, ohne die bevorstehende Hochzeit meines Bruders abzuwarten (obwohl sie sich schon eine neue Bluse dafür gekauft hatte), eben einfach ohne unser Einverständnis. Wie schlecht muß es ihr gegangen sein, daß sie uns so plötzlich verließ.
Ich konnte es nicht fassen.
Das heißt, eigentlich hatte ich es irgendwie geahnt.
Mit der Schwangeren oft nachgesagten Intuition hatte ich sie am Abend vor ihrem Tod besucht. Seit Tagen ging es ihr schlecht, aber just an diesem Abend fuhren mein Mann und ich hin. Sie atmete ganz schnell und heftig und konnte nur meine Hand halten. Als ich sie sah, wußte ich, daß sie in der Nacht sterben würde. Sie wollte partout nicht ins Krankenhaus, und wir akzeptierten ihren Willen.
Ich bot mich gemeinsam mit meiner Cousine an, Nachtwache zu halten. Obwohl Opa neben Oma im Bett schlief, hielten wir das für besser. Ich übernahm die erste Schicht bis ein Uhr nachts, meine Cousine übernahm die zweite Schicht.
So saß ich Stunde für Stunde an ihrem Bett. Es war inzwischen ganz still geworden, nur ihre schnellen Atemzüge waren zu hören.
In diese Stille hinein begann mein Baby in mir zu toben wie noch nie. Es trat und strampelte, und plötzlich kam es mir vor, als wartete es auf die Seele meiner Großmutter.

»Du kleines Ding wirst doch nicht darauf lauern, daß meine Oma endlich stirbt?«
Mein Baby wurde mir plötzlich ganz fremd.
»Einer kommt, einer geht.« Diesen Spruch hatte ausgerechnet meine Oma immer zum besten gegeben. Jetzt gruselte es mich bei diesem Gedanken. Ich fühlte mich zum ersten Mal irgendwelchen höheren Gesetzen unterworfen, die ich weder kannte noch beeinflussen konnte.
Nur langsam wurde ich wieder ruhiger.
Später legte ich mich ins Nebenzimmer, um ein wenig auszuruhen. Da hörte ich plötzlich leises Flüstern. Mit einer Selbstverständlichkeit, die mich noch heute wundert, dachte ich: »Jetzt wird sie von ihren Lieben im Jenseits abgeholt, da darf ich nicht stören.«
Am Morgen war meine Großmutter tot.
Seit jener Nacht habe ich Ehrfurcht vor dem Tod, aber auch vor dem Leben bekommen.
Ich habe meine Oma sehr geliebt und schrecklich um sie getrauert. Die Tatsache, daß sie während meiner Schwangerschaft starb, hat ein noch engeres Band zwischen uns geknüpft.

Schwangerschaftsbücher – ein Traum in Rosa

Schwangerschaftsbücher waren zehn Monate lang das absolut Wichtigste in meinem Leben.
Sie enthielten alles, was mein Verstand begehrte: genaue Information (Die Wehen beginnen mit einem Ziehen im Bauch.), ganz neue Ratschläge (Sie sollten sich in der Schwangerschaft gesund ernähren!) und beruhigende wissenschaftli-

che Erkenntnisse (Schädigungen in den ersten drei Monaten der Schwangerschaft haben besonders schlimme Folgen, das heißt: Organe fehlen oder sind mißgebildet.).

Da erinnerte ich mich doch gern an den gemütlichen Abend mit meiner Schwester Nici, als wir es uns mit zwei Flaschen Rotwein so richtig hatten gutgehen lassen. Was ich zu diesem Zeitpunkt noch nicht wußte: Ein kleines, unförmiges Etwas trieb sich seit Tagen in meinem Bauch herum und war wild entschlossen, einmal ein Mensch zu werden. Hatten sich meine Gene zu diesem frühen Zeitpunkt auch nur ein wenig durchsetzen können, hatte die Flut köstlichen Rotweins ihm dieses Vorhaben nur noch schmackhafter gemacht.

Die Schwangerschaftsbücher machten mir auch klar, welch ein Glückspilz ich war, denn die Wahrscheinlichkeit befruchtet zu werden, ist noch viel geringer als ich dachte.

»Innerhalb von zehn bis fünfundvierzig Minuten nach dem Orgasmus des Mannes sind die ersten Spermien – vorausgesetzt, es hinderte sie weder ein Verhütungsmittel noch der verdickte Zervixschleim daran – bis in die Eileiter gelangt. Die meisten Samenfäden sind bis zu diesem Treffpunkt bereits auf der Strecke geblieben. Die vergleichsweise wenigen, die es bis hierhin geschafft haben, umringen nun das Ei.«

Ganz wie im richtigen Leben: Erst bleiben die meisten auf der Strecke, und die wenigen, die es schaffen, spielen sich auf.

Die Schwangerschaftsbücher beantworteten natürlich auch ganz konkrete Fragen. Dadurch gewann ich mehr Sicherheit in meinen Entscheidungen. Diese Sicherheit dauerte leider oft nur so lange, bis ich das nächste Buch las.

Beispiel: Gebärhaltung.

Ich favorisierte rein gefühlsmäßig eine aufrechte Gebärhaltung. Das erschien mir natürlich. Weit gefehlt: »Kein Säugetier hat je ein Kind im ›Stehen‹ bekommen. Es müßte ja, um im menschlichen Sinne zu stehen, ›Männchen‹ machen. Wenn

zum Beispiel eine Stute ihr Fohlen bekommt, ist ihr Körper waagerecht, horizontal – der Geburtsweg verläuft vom durchhängenden Bauch sogar aufwärts zum Becken.
Es bekommen außerdem nur solche Tiere ihre Jungen ›im Stehen‹, die stets auf der Flucht vor Raubtieren sein müssen.«
Auf der Flucht wollte ich während der Entbindung keinesfalls sein, und Männchen wollte ich auch nicht machen. »Liegen« lautete die Botschaft, der ich mich nur ungern unterwerfen wollte. Also las ich das nächste Buch. Und siehe da: »Die beste Unterstützung für die Austreibungsperiode ist eine aufrechte Position, in der Ihr Becken offen ist, der Beckenboden entspannt und die Schwerkraft das Herabsinken Ihres Kindes unterstützen kann.«
Ich las zu diesem Thema kein drittes Buch.
Erfreulicherweise beschränkten sich diese Uneinheitlichkeiten nur auf wenige Themen. Im allgemeinen enthielten die Bücher die gleichen Informationen.
Zum Beispiel wurden für bestimmte Standardsituationen meist auch die passenden Standardgefühle beschrieben. Dafür war ich sehr dankbar, denn ich wollte nicht noch einmal einen der »glücklichsten Momente« in meinem Leben verpassen.
Einer davon war die erste Begegnung mit meinem Kind auf dem Ultraschall.
Ich las: »Hallo, mein Kind, wie geht es dir? Das erste Mal ihr noch ungeborenes Kind zu sehen, gehört zu den aufregendsten Erlebnissen für werdende Eltern.«
Ich fieberte dem ersten optischen Treffen mit meinem Nachwuchs entgegen. »Hallo, wie geht es dir?« wollte ich rufen und dann ergriffen sein.
Als ich mein Baby Tage später zum ersten Mal auf dem Monitor sah, hatte ich eher ein mulmiges Gefühl. Ich mußte nämlich die ganze Zeit an die schrecklichen Mißbildungen den-

ken, die ich meinem Baby vielleicht durch den Rotwein beschert hatte. Da der Arzt viele Mißbildungen schon beim Ultraschall erkennt, starrte ich unablässig auf sein Gesicht. War da nicht ein Stirnrunzeln, ein leichtes Zögern? Warum sagte er denn nichts? Ich war total angespannt. Dann, nach endlos erscheinenden Sekunden ein leichtes Räuspern mit den erlösenden Worten »Alles in Ordnung«.

So freute ich mich zuletzt weniger über das, was ich auf dem Monitor gesehen hatte, als über das, was mein Arzt nicht sah. Nicht nur hilfreich, sondern auch schön fand ich die Bilder. Sie sind fast immer rosa oder hellblau. Das freute mich deswegen, weil Rosa sowieso meine Lieblingsfarbe war. Jetzt als Schwangere hatte ich endlich die Legitimation, diese Farbe auch zu tragen. Schließlich taten es in den Büchern fast alle Frauen. Wahrscheinlich wirken die Pastellfarben beruhigend auf das Ungeborene.

Das strahlen auch die abgebildeten Frauen aus. Sie wirken alle unendlich glücklich, harmonisch und relaxed. Das kommt sicher von den vielen Spaziergängen und Schönheitskuren, die Schwangere machen. Erstgebärende haben sowieso alle Zeit der Welt dafür, und mehrfache Mütter werden von ihrer Familie in dieser Zeit oft sehr verwöhnt. Die größeren Kinder nehmen ihnen die Hausarbeit ab, und die Männer überraschen ihre Frauen täglich mit Blumen und wohltuenden Massagen. Das kommt in den Schwangerschaftsbüchern sehr realistisch rüber.

Einzig meine zum vierten Mal schwangere Freundin Corina widersprach mir.

Erstens würde sie auch jetzt noch das Holz für den Kamin selbst schleppen, zweitens nähmen ihre größeren Kinder mitnichten besondere Rücksicht auf ihren Zustand, und drittens könnte sie sich nicht erklären, wo die ganzen Models in den Schwangerschaftsbüchern herkämen.

Sie würde sich jedenfalls irgendwie mies fühlen, wenn sie sich ständig diese Superfrauen anschauen müsse. Die Schwangerschaftsbücher hat sie allesamt in die Ecke geschmissen.
Vielleicht gefallen ihr ja wenigstens die Bilder von den werdenden Vätern.
Ich wußte gar nicht, wie gern sie quasi Bauch an Rücken hinter ihren Frauen stehen, um sanft und unendlich glücklich deren Bauch zu umarmen. Dieses Bild gibt es in jedem Schwangerschaftsbuch.
Ich bin in dieser Position eigentlich immer etwas nervös geworden, weil ich jeden Moment damit rechnete, daß mein Mann – ob der neuerblühten Pracht – mit seinen Händen wieder mal etwas zu weit nach oben rutschen würde.
Es gibt natürlich auch weniger appetitliche Bilder. Das sind die, die aufklären und auf denen wir dann endgültig erkennen, daß Schwangerschaft und Geburt längst keine Tabus mehr sind. Mein Lieblingsmotiv war da immer die Geburt im Vierfüßlerstand.
Man sieht die Frau von hinten, die Vagina gut erkennbar (dieses Organ spielt bei der Geburt immerhin die Hauptrolle) weit aufklaffend, das blutverschmierte Köpfchen ist schon zu sehen.
Dieses Bild ist nicht nur ausgesprochen ästhetisch, es hat auch einen hohen Informationswert. Wie sonst sollte man wissen, wo die kleinen Buben und Mädchen rauskommen?
Ein ebenso beliebtes Motiv ist das Ganze natürlich auch von vorn. Hier schlingt der Mann stützend seine Arme um den Leib der Frau. Oftmals lächelt die Frau in diesem Augenblick schon ein wenig, weil sie doch jeden Moment Mutter wird. Ihr Busen hängt, bereits prallgefüllt mit wertvoller Muttermilch, schwer über den Armen ihres Mannes oder Lebensabschnittsgefährten. Auch wenn ich es nicht gern zugebe: Die-

se riesigen, länglichen Milchbrüste erweckten bei mir Assoziationen mit der Tierwelt.
Außerdem frage ich mich die ganze Zeit, wieso alle dort abgebildeten Frauen bei der Geburt völlig nackt sind. Ich kenne nur Frauen, die im T-Shirt entbunden haben.
Karin, die Hebamme bei meiner zweiten Schwangerschaft, erzählte mir sogar, die Schwangeren würden sie immer wieder verunsichert fragen, ob sie denn bei der Geburt nackt sein müßten. Karin beruhigte die Frauen, daß sie ganz sicher entweder ein T-Shirt oder ein Nachthemd tragen können. Insgeheim wunderte sie sich aber, wie die Frauen immer wieder auf diese Idee kommen.

Gemeinsam beim Frauenarzt

Etwa in der 25. Woche durfte endlich auch Dirk sich der Faszination der modernen Technik hingeben und zum Ultraschall mitkommen.
Emig junior, damals noch für Juniorin gehalten, war inzwischen auf dem Bildschirm aufgetaucht. Der Arzt gab viele erklärende Hinweise: »Und das hier sind die Herzklappen Ihres Kindes.« Dirk hatte dennoch ein paar Schwierigkeiten, die schwarz-weißen Felder, die vor unserem faszinierten Auge waberten, richtig zuzuordnen. So sehr nahm die Entschlüsselung des schwarz-weißen Puzzles unsere Sinne gefangen, daß wir wieder mal nicht bemerkten, daß dies einer der glücklichsten Momente in unserem Leben war. Laut Schwangerschaftsliteratur hätte zumindest einer von uns in Tränen ausbrechen müssen.
Hätten wir, wie andere glückliche werdende Eltern, unser Videogerät mitgenommen, hätten wir zumindest zu Hause

vor dem Bildschirm nochmals in Tränen ausbrechen können.

Der Arzt legte Wert darauf, daß Dirk nicht zu sehr vom medizinischen Teil der Schwangerschaft ausgeschlossen wurde. Darum ließ er meinen Mann an der anschließenden Untersuchung auf dem bequemen Stuhl mit den praktischen Beinhaltern gleich teilhaben. Dirk fühlte sich offensichtlich unwohl. Er stand am anderen Ende des Raumes und studierte intensiv die Praxisausrüstung. Der Arzt überbrückte diese kleine Peinlichkeit mit den aufmunternden Worten: »Sie können sich gern hinter mich stellen und die Untersuchung verfolgen.« Als Dirk sein aufgeschlossenes Angebot nicht annehmen wollte, geriet der Arzt aus der Fassung. »Wollen Sie denn nicht sehen, wo Ihre Tochter später rauskommt?« Dirk wollte nicht. Ihm genügte es vollkommen zu wissen, wie sie reingekommen war.

Offen gestanden, war mir das ganz recht. Andererseits wollte ich nicht als verklemmt gelten und war nahe dran, mich für unsere »Prüderie« zu rechtfertigen. Ich hielt dann aber doch den Mund.

Es wäre sicher ein vertrauensvoll-erotischer Höhepunkt unserer Liebe gewesen, wenn Dirk sich gemeinsam mit dem Arzt zwischen meine Beine gestellt und durch ein Rohr meine Eingeweide betrachtet hätte.

Und außerdem, wann bekommt man schon mal solche Einblicke?

Vorsorgestress durch High-Tech-Medizin

Ganz andere Einblicke in den Segen der modernen Vorsorge bekamen wir bei unserer zweiten Schwangerschaft.
Es begann ganz harmlos mit einem routinemäßigen Triple-Test. Dieser Test kann ein Hinweis auf bestimmte Krankheiten des Kindes wie zum Beispiel Mongoloismus sein.
Da wir kerngesund sind und solche Sachen meistens anderen Leuten passieren, sah ich in dem Test vor allem eine Bestätigung meiner und des Kindes Gesundheit.
Eines Tages rief die Sprechstundenhilfe meines Arztes bei mir an. Ich sollte mich so bald wie möglich dort melden. Der Test war »positiv«, das heißt, für uns war er negativ.
Für mich stürzte eine Welt zusammen, denn damit hatte ich nicht im entferntesten gerechnet.
Der Arzt versuchte, mich zu beruhigen. Der Triple-Test sage eigentlich gar nichts, erst eine Fruchtwasseruntersuchung bringe ein sicheres Ergebnis.
Es wirkt irgendwie beruhigend, wenn man erfährt, daß der Test, den man gemacht hat, eigentlich nichts bedeutet. Toll auch, wenn die Mediziner gleich noch einen Test parat haben.
Doch was sagten diese Tests, und vor allem, welches Risiko bargen sie?
Für mich begann eine Zeit des Bücherwälzens. Da ich von den rosaroten Schwangerschaftsbüchern vor allem rosarote Erklärungen befürchtete, kaufte ich mir medizinische Fachbücher. Auch wenn ich nicht alles verstand, die Zahlen waren eindeutig. So verglich ich Risikorechnungen mit Wahrscheinlichkeiten und informierte mich über alle möglichen Erbkrankheiten und Mißbildungen, die es nur gibt.

Dirk und ich kamen zu dem Ergebnis, ein behindertes Kind nicht austragen zu wollen. Das war eine vorweggenommene Entscheidung über Leben und Tod.
Die Fruchtwasseruntersuchung wurde in einer anderen Praxis gemacht. Da Dirk an diesem Tag keine Zeit hatte, begleitete mich meine Schwägerin. Wir waren viel zu früh und gingen noch ein wenig bummeln. Ich kaufte meinem Sohn eine karierte Hose, die er eigentlich gar nicht brauchte. Aber irgendwie empfand ich über diesen Gegenstand, der mich an meinen Sohn erinnerte, so eine Art Beistand. Und wenn ich heute diese Hose in der Hand halte, ist es wie eine schöne Verschwörung.
Natürlich hatte ich mich informiert, wie das gemacht wird. Durch meine Bauchdecke sollte mit einer Hohlnadel Fruchtwasser aus der Fruchtblase entnommen werden.
Nach der Anmeldung gab mir die Sprechstundenhilfe ein Informationsblatt. Darin wurden der genaue Ablauf und die Risiken des Eingriffs erklärt.
Dies war ungefähr eine halbe Stunde vor dem Eingriff.
Zu meiner Verwunderung stand dort auch, daß man doch nicht alle Krankheiten erkennen kann – »z. B. Lippen-, Kiefer- und Gaumenspalte, Herzfehler, Klumpfuß, geistige Behinderungen aus anderer Ursache. Insbesondere sind auch die Folgen von Medikamenten-, Nikotin- und Alkohol-Einwirkungen in der Frühschwangerschaft nicht zu erkennen.«
Der rotweinselige Abend mit meiner Schwester vor ein paar Monaten schwebte wieder mal wie ein Damoklesschwert über mir.
Ich tröstete mich damit, daß es für die Krankheiten, die man mit dem Überprüfungstest für den Anfangstest nicht erkennen konnte, sicher auch einen Nachfolgetest gab.
Richtig gute Laune bekam ich, als ich mir aussuchen durfte, ob ich das Geschlecht des Kindes wissen will. Na klar wollte

ich. Damit würde die Namensdiskussion wesentlich, genauer gesagt um 50 Prozent, erleichtert.
Als mich der Arzt empfing, ließ er sich viel Zeit. Alle Fragen, die ich hatte, beantwortete er sorgfältig und mit Ruhe.
Bei dem Eingriff selbst wirkte er sehr routiniert. Er hatte auch nichts gegen die Anwesenheit meiner Schwägerin.
Ich lag seitlich auf einer Pritsche und sah mein Baby auf dem Ultraschall. Als es sich plötzlich auf die eine Seite drehte, stach der Arzt blitzschnell in den freigewordenen Teil der Fruchtblase.
Es war schon ein merkwürdiges Gefühl, den von mir so wohlgehüteten Bauch diesem Stich auszuliefern.
Spätestens in diesem Moment hatte ich intensiv die Empfindung, daß das da in meinem Bauch mein Baby war, ob gesund oder krank. Obwohl ich mich gegen ein behindertes Kind entschieden hatte, wußte ich, daß ich eine vorzeitig eingeleitete Geburt vielleicht niemals verkraften würde. Es sei denn, das Kind wäre sowieso nicht lebensfähig gewesen.
Mit dieser beklemmenden Erkenntnis verließ ich die Praxis, und das in der angeblich schönsten Zeit der Schwangerschaft.
Ich entwickelte in diesen Wochen einen ausgeprägten Beschützerinstinkt gegenüber meinem Baby. Ich hatte das Gefühl, es gegen die Perfektionsansprüche meiner Umwelt verteidigen zu müssen. Es war schließlich in mir gewachsen, jetzt konnte ich es doch nicht preisgeben.
Dagegen standen die »vernünftigen« Argumente meiner Umwelt.
»Sei doch froh, wenn du etwas dagegen machen kannst. So ein behindertes Kind hat doch selber nichts vom Leben« oder »Du mußt an den Rest der Familie denken.«
Viele Menschen halten die heutigen Untersuchungsmöglichkeiten für ausgesprochen praktisch: Ergibt einer der Tests,

daß dein Kind eine Chromosomenabweichung hat, kannst du die Geburt vorzeitig einleiten lassen, und schon ist das Problem gelöst.
Die Pille verhindert ungeplante Kinder, die Fruchtwasseruntersuchung verhindert ungesunde Kinder.
Für mich war diese Sache wesentlich komplizierter.
Ich wußte, daß man in diesem Stadium der Schwangerschaft nicht mehr abtreiben kann, sondern das Kind zur Welt bringen muß.
Ich wußte, daß dieser Test auch Chromosomenanomalien anzeigt, die bei dem Kind nicht unbedingt zu einer Krankheit führen.
Ich wußte, daß ich mein Kind vielleicht sterben sehen würde.
Ich wußte, daß ich die einzige war, die das Baby beschützen konnte.
Angenommen, ich hätte das kranke Baby nicht gewollt, ich wäre vielleicht nie mehr richtig glücklich geworden.
Angenommen, ich hätte ein krankes Baby bekommen, keiner hätte für diese »unvernünftige« Entscheidung Verständnis gehabt.
So oder so, ich wäre die große Verliererin gewesen.
Wenn ich von ihm Post bekäme, hatte der Arzt gesagt, sei alles in Ordnung. Im Falle eines »positiven« Ergebnisses würde er mich sofort telefonisch informieren.
Das Schicksal meinte es gut mit mir, ich bekam Post.
Als ich diesen Wisch in der Hand hielt, war ich wie gelähmt. Schwarz auf weiß stand da:
»Die Chromosomenanalyse aus der von uns angelegten Zellkultur kindlicher Herkunft ergab keinen Hinweis auf krankhafte Veränderungen der Chromosomenzahl und -struktur.«
Und weiter: »Das Geschlecht Ihres Kindes ist weiblich.«
Mein kleines, tapferes Mädchen, dachte ich, wir haben es geschafft.

Und binnen weniger Sekunden rutschte ich von der Seite der Ängstlichen auf die Seite der Glücklichen und konnte ahnen, was jetzt die Verzweifelten durchmachten.
Das war einer der Momente in meinem Leben, in denen ich Gott dankte.

WERTVOLLE RATGEBER

Schwangere und Fußballtrainer genießen das gleiche Privileg: Sie erhalten ständig von kompetenten Experten Rat. Und man glaubt nicht, wie viele Experten es gibt, die Nation ist voll davon. Schade nur, daß jeder etwas anderes sagt.
Für eine unerfahrene Schwangere ist das manchmal recht schwer.
In dem Moment, als ich bekanntgab, »in anderen Umständen« zu sein, beglückte mich ein Teil meiner Umwelt mit ausgesprochen gutgemeinten Ratschlägen. Ein bißchen störte mich schon, daß es eigentlich keinen interessierte, ob ich die hören wollte.
Einige Menschen verloren dabei auf sehr unangenehme Weise jede Distanz.
Am meisten begeisterten mich Sätze wie: »Vielleicht bist du im Moment anderer Meinung, aber wenn das Kind erst mal da ist, wirst du mir recht geben!«
Widerspruch von mir wurde damit gleich im Keim erstickt.
Manchmal war ich versucht, darauf hinzuweisen, daß ich zwar schwanger, aber nicht gehirnamputiert sei.
Das beliebteste Thema überhaupt war die Namensgebung.
Hier verloren sogar Fremde jede Scheu und mischten sich ein. Ob ich mein Kind Eva, Till oder Helen nennen wollte, stets gab es einen, der eindringlich vor diesem Namen warnte. Meist kannte der besorgte Nachbar, Verwandte oder Freund

jemanden mit diesem Namen, den er überhaupt nicht leiden konnte. Warum also dem armen Kind einen Namen geben, mit dem schon mal eine ganz und gar unsympathische Person rumläuft?

Besonders spannend waren die psychologischen Erklärungen. Ich wollte zum Beispiel meinen Sohn Emil nennen. Es gibt eine Menge bedeutender Leute, die diesen Namen tragen, und ich finde, »Emil Emig« klingt einfach gut.

Ich glaube, ein Erdbeben hätte keine größere Erschütterung bewirkt als diese Idee von mir.

Das arme Kind werde dann nicht ernstgenommen, »Emil« klinge irgendwie wie »debil«, und gerade die Kombination »Emil Emig« erinnere an einen Schausteller.

Die Leute machten sich wirklich Gedanken um das Seelenheil meines Kindes. Aber eigentlich hatte ich niemanden um diese Fürsorge gebeten.

Um weder den Familien- noch den Weltfrieden zu gefährden, brachen Dirk und ich die Diskussion erst mal ab. Später suchten wir dann sowieso nur noch nach einem Mädchennamen. Das erwies sich im nachhinein allerdings als Fehler.

Bei der Namensfindung für unsere Tochter hatten wir erneut jede Menge Hilfe.

Ich hatte lange Zeit den Namen Henriette favorisiert, und als sich alle so richtig auf diesen Namen eingeschossen hatten (zu zickig, zu adelig, zu altmodisch), änderten wir kurz vor der Geburt unsere Meinung klammheimlich. Zur Überraschung aller hieß Henriette nicht Henriette, sondern Geraldine.

Wenn das Kind schon geboren ist, hat das den Vorteil, daß sich die meisten Leute mit ihrer Kritik etwas zurückhalten. Sie äußern dann nur ein erstauntes »Ah« oder »Oh«, wenn ihnen der Name nicht gefällt.

Die Umwelt nimmt nicht nur äußerst engagiert an der Namensdiskussion teil.

Auch das Erraten des Geschlechts ist ein weit verbreitetes Spiel.
»Eine so hübsche Schwangere kann nur einen Sohn gebären!« oder »Wenn es einem sehr schlecht geht in der Schwangerschaft, wird es ein Mädchen«, »Mädchen lassen auf sich warten, Jungen sind Kavaliere, die kommen meist etwas früher.« Diese Sprüche haben sich wahrscheinlich Männer ausgedacht. Besonders den: »Wenn die Schwangere einen spitzen Bauch hat, bekommt sie einen Jungen!« Sollte da jemand wirklich glauben, daß sich das Geschlecht des Mannes schon so früh so energisch abzeichnet? Es gibt keinen Blödsinn, mit dem eine Schwangere nicht konfrontiert wird.
Auch so bedeutende Körpermerkmale wie der Haarschopf sind Gegenstand der allgemeinen Spekulation. Sodbrennen ist demnach ein sicheres Zeichen dafür, daß das Ungeborene viele Haare hat.
Schwangere regen bei ihren Mitmenschen die Phantasie an, verführen sie zu wilden Spekulationen, lassen sie in fast vergessenen Erinnerungen schwelgen und zaubern irgendwie den Menschen in ihnen hervor. Es ist ein immer wieder faszinierendes Phänomen.
Weniger faszinierend ist allerdings die Tatsache, daß diese Menschen einen dabei ständig betatschen.
Ich glaube, ich bin noch nie soviel angefaßt worden wie während meiner zwei Schwangerschaften.
Meistens traf es natürlich den Bauch, einen für meine Begriffe recht intimen Körperteil. Das störte die Grapscher nicht. Manchmal kam ich mir regelrecht asexuell vor, was ich als ziemliche Beleidigung empfinde.

SCHWANGERSCHAFT *IST DOCH KEINE KRANKHEIT*

Als ich zum ersten Mal schwanger wurde, hatte ich drei Monate vorher meinen Traumjob bekommen. Meine Probezeit lief noch. Es war also alles andere als der berühmte »richtige Moment«, dessen Existenz die meisten Eltern inzwischen sowieso bezweifeln. Irgendwie paßt es nie so richtig. Entweder man hat sich beruflich gerade verändert, oder man plant eine Weltreise. In tragischen Fällen haben sich die werdenden Eltern gerade getrennt.

Bei mir war es nur der neue Job.

Andererseits erreichte ich gerade die magische 30, und für mich war einfach klar, daß ich Kinder wollte.

Also ließ ich das Schicksal entscheiden, und es zögerte nicht lange. Vierzehn Tage nach meinem dreißigsten Geburtstag war ich schwanger.

So sehr ich mich auch freute - die Bilder, die mir zum Thema Schwangerschaft durch den Kopf schossen, waren nicht besonders ermunternd.

Ich dachte an behäbige, unförmige Frauen, die ständig nur in Gesundheitslatschen rumliefen.

Ich sah dicke Bäuche in zu engen Latzhosen, schwerfällig in die Hüften gestemmte Arme und aufgequollene Gesichter.

So wollte ich nicht sein. Ich wollte nicht das Klischee von der plumpen, schwachen Schwangeren bedienen, sondern meinen eigenen, von Rollenbildern unabhängigen Weg finden.

Dabei kam mir zugute, daß ich lange sehr schlank blieb und auch zum Schluß eigentlich nur Bauch hatte, ansonsten aber meine Figur behielt.

Dadurch konnte ich den größten Teil der Schwangerschaft meine geliebten Blazer tragen, was mir irgendwie Selbstbewußtsein gab. Ich wollte in erster Linie die Karrierefrau sein, die nebenbei auch noch ein Baby bekommt.
»Schwangerschaft ist keine Krankheit.« Das war mein Wahlspruch, und ich kam mir dabei unheimlich selbstbewußt vor. Rücksicht auf mich durften nur meine engsten Vertrauten nehmen, ansonsten wollte ich vor allem unkompliziert und funktionstüchtig sein. Selbst beim Arzt war ich stolz darauf, daß immer alles in Ordnung war, denn das entsprach ganz dem Bild, das ich von mir selber hatte.
Ich war damals in einer von diesen Massenabfertigungspraxen, bei denen ich vorn am Tresen gleich neben der Eingangstür nach meinen Beschwerden gefragt wurde, die ich dann laut und deutlich für jederfrau hörbar vorbringen mußte. Da ich schwanger war, hielt sich die Peinlichkeit meist in Grenzen. Schließlich ist es vergleichsweise leichter zu sagen: »Ich komme heute zum Ultraschall!« als »Ich hab' da so einen übelriechenden Scheidenpilz.«
So oder so schätzen es sowohl Sprechstundenhilfen als auch Arzt, wenn man sein Anliegen kurz und knapp formuliert, um sich dann »husch, husch« im Behandlungszimmer den Slip vom Leib zu reißen. Schließlich ist die Zeit des Arztes kostbar. Ich fand das damals in Ordnung. Schließlich war ich berufstätig und wußte, wie lästig redselige Menschen sein können, wenn ich selbst sehr Wichtiges zu tun hatte.
Darum stellte ich auch keine unnötigen Fragen, wozu gab es schließlich Bücher.
Der Arzt kommentierte mein vorbildliches Verhalten später mit dem Satz: »Welch eine schöne Schwangerschaft.«

Geburtsvorbereitung im Schnelldurchgang

Da es gesundheitlich so toll lief, hielt ich eine aufwendige Geburtsvorbereitung für Firlefanz.
Ein Schwangerschaftskurs – womöglich mit Mann – fiel für mich in die Kategorie »mangelndes Selbstvertrauen«. Schließlich war eine Geburt etwas Natürliches, das mit ein bißchen Zähigkeit auch so zu schaffen war.
Ich gestand mir gerade mal einen kleinen Wochenendkurs zu, der zumindest über das Gröbste informierte.
Es war genau das Wochenende vor der Geburt, zwei glühend heiße Tage im Juli. Etwa zwölf Männer und Frauen nahmen an dem Kurs teil, der in einem Geburtshaus stattfand.
Im ersten Stockwerk gebar gerade eine Frau ihr erstes Kind. Sie schrie ganz fürchterlich.
Wir Erstgebärenden waren nicht weiter irritiert, es gibt eben sehr wehleidige Frauen, dachten wir. Außerdem, so wurden wir von der Hebamme aufgeklärt, war die kreischende Frau über uns Italienerin, und die würden kulturell bedingt bei der Niederkunft so ein Theater machen. Es gelte dort das Prinzip: je lauter die Frau, desto schwerer die Geburt und desto größer die gebärerische Leistung.
Was mich tatsächlich irritierte, war die verhaltene, fast ängstliche Stimmung, die jene Frauen in unserem Kurs an den Tag legten, die schon ein Kind geboren hatten. Meine Güte, dachte ich, wie kann man so wenig Freude zeigen, wenn man kurz vor dem wunderbaren Erlebnis Geburt steht. Ich dachte damals darüber nicht weiter nach. Heute habe ich die Erklärung längst erhalten.
Die Hebamme gab sich größte Mühe, uns die Freuden der Geburt schmackhaft zu machen. Die verschiedenen Gebär-

positionen interessierten mich dabei besonders. Ich hatte natürlich nicht vor, mich passiv wie ein Käfer auf den Rücken zu legen. Deshalb begeisterte mich vor allem eine Erzählung der Hebamme von einer Frau, die zur Geburt ihre Freundin mitgebracht hatte und sie dann zu dritt zwei Flaschen Sekt leerten, während die Mutter im warmen Bad ganz entspannt ihr Kind gebar. Die Freundin war aus Solidarität gleich mit in die Badewanne gestiegen.

Auch wenn ich dann doch lieber Dirk dabeihaben wollte, gefiel mir die Idee mit der Sektparty-Geburt ganz gut.

Blieb noch die Sache mit den Schmerzen.

Ich hatte immer sehr starke Menstruationsbeschwerden gehabt. So ungefähr stellte ich mir Wehen vor. Da ich die monatlichen Schmerzen immer irgendwie überstanden hatte, war ich auch in bezug auf die Geburt sehr zuversichtlich.

Die Hebamme machte natürlich allerlei Übungen mit uns. Bei einer mußten wir uns ganz fest die Hände quetschen, ohne unseren Atemrhythmus zu verlieren.

Nachdem ich diesem Schmerz wacker standgehalten hatte, fühlte ich mich für die Geburt bestens gewappnet.

Die meisten Leute fanden meine unbekümmerte Art, mit der Schwangerschaft umzugehen, toll.

Bemerkungen wie: »Du bist gar nicht die typische Schwangere«, »Wenn du keinen Bauch hättest, würde man dir nicht anmerken, daß du schwanger bist« oder »Du bist die schickste Schwangere, die ich kenne« gingen mir runter wie Öl.

Mein heimliches Vorbild war Demi Moore. Sie hat drei Kinder, und man sieht es ihr nicht im geringsten an.

Ich erinnerte mich an eine Fernsehshow, in der Demi – im neunten Monat schwanger – einen Salto schlug.

Da konnte ich nun wirklich nicht mithalten! Dieses Kunststück verstärkte aber meine Meinung, daß Schwangere sich körperlich nicht besonders zu schonen brauchen.

Vor kurzem lief im Fernsehen eine neue Talk-Show an. Eine der beiden attraktiven Moderatorinnen bekam kurz nach Start der Sendung ein Baby. In der nächsten Talk-Show schaltete ihre Kollegin live zu ihr ins Krankenhaus, sozusagen direkt ans Wochenbett. Wir sahen eine ausgeruhte, perfekt geschminkte Fernsehmoderatorin, die fröhlich ihr Baby in die Kamera hielt und verkündete, demnächst wieder in der Sendung zu sein.

Was lernen wir daraus? Kinderkriegen ist im wahrsten Sinne des Wortes ein Kinderspiel. Es strengt die Frau kaum an, sie hat auch weder Depressionen noch Stillprobleme, und mit ein bißchen gutem Willen sieht sie strahlend wie immer aus. Nachdem sie ihr Kind so nebenbei bekommen hat, bringt sie Kind und Karriere schon bald spielend unter einen Hut.

Genauso wollte ich es auch machen. Die unkomplizierte Schwangerschaft hatte ich bereits geschafft, jetzt brauchte ich nur noch unkompliziert mein Kind zu bekommen.

GEBURT

Frederic gibt den Startschuss, und dann passiert erst mal nichts

Der Bissen blieb mir im wahrsten Sinne des Wortes im Halse stecken. Ich weiß es noch genau, es war ein Stück Vollkornbrot mit Käse – die pure Gesundheit. Daß mir die Schnitte dennoch fast zum Verhängnis wurde, lag daran, daß unser Nachwuchs mitten in unser sommerliches Abendessen platzte. Das heißt, eigentlich platzte die Fruchtblase. Der Schwall Flüssigkeit, der sich soeben über meine Beine ergossen hatte, ließ keinen Zweifel zu. Es war eine Stunde vor Mitternacht und vierzehn Tage vor dem errechneten Geburtstermin.

Am Tag vorher hatte mir der Arzt noch versichert, das Baby käme wahrscheinlich später. Er mußte es ja wissen. Jetzt dachten Dirk und ich fast, es handele sich um einen Irrtum. Dann fragten wir uns allerdings, wer sich hier denn geirrt haben soll. Bestimmt nicht das Baby.

Es war, wie es bei uns immer war, etwas chaotisch. Der ganze Tag war schon so gewesen. Für die Fahrt in die Redaktion hatte ich das Auto benutzt. Abends fuhr ich dann – wie meistens – mit der Straßenbahn nach Hause. Das bedeutete, daß wir an diesem brütendheißen Abend noch mal mit der stikkigen Straßenbahn in die Stadt fahren mußten, um unser Auto aus diesem unverschämt teuren Parkhaus auszulösen.

Wir waren beide ziemlich genervt, stritten uns ein bißchen wegen meiner Schusseligkeit und wollten eigentlich nur schnell essen, um dann ins Bett zu gehen. Jeder in seines, versteht sich.
Schließlich rief noch meine Mutter an, um mir mitzuteilen, daß die Schwägerin meines Schwagers soeben eine kleine »Laura« geboren hatte. »Hat die es gut«, dachte ich mir, »die hat ihr Baby schon. Ich wünschte, ich wäre auch schon soweit!«
Wie nah ich an diesem »soweit« war, ahnte ich in diesem Moment natürlich nicht.
Auf eine Geburt war ich jedenfalls an diesem Abend ganz und gar nicht eingestellt.
Dafür war ich cool, meine Güte war ich cool.
Ich ging ins Badezimmer und begann, meine Sachen zu pakken. Natürlich hatte ich nichts vorbereitet, ich war doch nicht hysterisch.
Dirk rief die Hebamme an. Sie riet uns, binnen einer Stunde in die Klinik zu fahren.
Wir gehorchten.
Als wir mit dem Babykörbchen über die Straße gingen, frohlockte ich innerlich: »In ein paar Stunden schon kehrst du mit einer kleinen Tochter zurück!«
Ich sah die Szene ganz plastisch vor mir.
Irgendwann morgen vormittag würden wir mit unserem schwarzen Golf (immerhin kein Opel) auf dem Parkplatz des Hauses vorfahren. Die Nachbarn wären fast alle versammelt, denn natürlich hätte sich unser überstürzter Aufbruch in der Nacht wie ein Lauffeuer verbreitet. Dirk würde mir aus dem Wagen helfen. Ich wäre zwar noch etwas blaß um die Nase, aber trotzdem irgendwie schön, strahlend von innen heraus eben. Frau Meyer von der Metzgerei würde zu Frau Peter vom Blumengeschäft sagen: »Mein Gott! Was für eine hübsche Mutter. Und ihre Figur hat sie auch schon wieder!« Frau Peter

würde versonnen nicken – was sie auch in weniger erhebenden Momenten tat – und antworten: »Ja wirklich. Überhaupt sind sie eine wunderbare kleine Familie. Und das Baby lächelt ja schon.« Frau Frohs vom vierten Stockwerk würde noch verbiesterter wirken als sonst, weil sie einerseits schon auf das Babygeschrei wartete und andererseits innerlich zugeben müßte, daß ich phantastisch aussah.
Herr Wamboldt – ebenfalls vom vierten Stock, aber mit Frau Frohs verfeindet – würde sich über die saure Miene von Frau Frohs freuen und uns ganz herzlich beglückwünschen. Vielleicht fiele ihm auch noch eine gute Bemerkung gegenüber Frau Frohs ein. So wie damals, als er zu ihr sagte: »Liebe Frau Frohs! Wenn ich Sie seh', dann muß ich net mehr in de Zirkus gehe, so en Theater, wie Sie mache. Un bei Ihne muß ich noch net emal was dafür bezahle!«
Wir drei würden von alldem kaum etwas bemerken. Huldvoll würden wir die Gratulationen und anerkennenden Blicke entgegennehmen, um dann sofort in unsere geschmackvoll und doch kindgerecht eingerichtete Wohnung im dritten Stock zu entschweben. Frau Meyer würde uns nachblicken und zu Frau Peter sagen: »Überhaupt ist die Frau Emig so patent. Bis zum letzten Tag hat sie gearbeitet und dann ihr Kind im Galopp verloren.«
Im Galopp verloren – diese Passage ließ ich besonders genüßlich vor meinem geistigen Auge vorbeiziehen. Das klang so ungeheuer sportlich und leicht.
Habe ich schon erwähnt, daß ich meine Tochter Eva nennen wollte? Eva, »das Leben«, das klang so stark und ursprünglich, genau richtig für die Tochter einer Mutter, wie ich sie war. Fand ich.
Die diensthabende Ärztin war sehr locker und unheimlich nett. Sie hatte die Art von Frauensolidarität, die ich gut leiden kann.

Das heißt, sie sah gut genug aus, um mit Männern keine Probleme zu haben, und sie war intelligent genug, um mit Frauen keine Probleme zu haben.
Emanzipiert, aber nicht zickig.
Wahrscheinlich wirkte ich weniger emanzipiert auf sie, weil sich bald herausstellte, daß ich überhaupt keine Ahnung hatte, was der Arzt in der Schwangerschaft alles untersucht hatte. So klärte sie mich zum Beispiel darüber auf, daß ich einen Triple-Test gemacht hatte, der o.k. sei. Sie konnte das meinem Mutterpaß entnehmen. Ich wußte zu diesem Zeitpunkt weder, daß es einen solchen Test gab, noch, daß er bei mir gemacht worden war. Mit der mir bei meiner ersten Schwangerschaft eigenen Autoritätsgläubigkeit gegenüber Ärzten nahm ich diese Tatsache ohne Verwunderung zur Kenntnis und erzählte der Ärztin gleich noch von meiner Traumschwangerschaft. »Daß jemand von einer ›Traumschwangerschaft‹ spricht, höre ich so selten«, rief sie begeistert, »das schreibe ich jetzt genauso in meine Akten.« Ich war ziemlich stolz.
Nach diesem erfreulichen Auftakt untersuchte mich die Ärztin zum ersten Mal.
»Schon zwei Zentimeter, das ist für den Anfang ganz o.k.« Es war die Öffnung meines Muttermundes, von der die Ärztin so optimistisch sprach. Also, dachte ich, dann können wir jetzt anfangen.
Was ich dabei übersehen hatte, war die Tatsache, daß ich bis dahin keine einzige Wehe gehabt hatte. Die spielen beim Fortgang einer Geburt aber unbestritten eine tragende Rolle.
Ich wurde in ein Zimmer einquartiert, Dirk wurde nach Hause geschickt.
Noch ehe ich mich weiter wundern konnte, war ich eingeschlafen.
Am nächsten Morgen betrachtete ich mir meine Zimmergenossinnen etwas genauer. Ein junges Mädchen tat mir beson-

ders leid. Sie wartete schon seit gestern auf die Wehen. Deshalb sollte die Geburt jetzt eingeleitet werden. Das arme Ding bekam deswegen nicht mal was zum Frühstück. Der Magen muß in solchen Fällen wegen eines möglichen Kaiserschnitts leer bleiben.

Ich hatte den Eindruck, daß unheimlich viel los war an dem Tag, denn die Schwestern brachten auch mir kein Frühstück. Um acht Uhr wurde das junge Mädchen geholt. Ich machte ihr noch einmal Mut.

Um neun Uhr wurde ich geholt.

Der Arzt eröffnete mir, daß die Geburt eventuell eingeleitet werden müsse, wenn es in den nächsten zwei Stunden nicht von allein losginge.

Zum ersten Mal war ich ein wenig verzagt. Ich war hungrig und deshalb kreislaufmäßig auf dem Nullpunkt. Außerdem hätte ich mein Kind doch schon längst haben müssen – nach der unkomplizierten Schwangerschaft und überhaupt, anpackend und leistungsstark wie ich war.

Ich wartete zwei Stunden. Nichts tat sich.

Die Geburt müsse jetzt eingeleitet werden, sonst bestünde für das Baby Infektionsgefahr, klärte mich der Chefarzt auf. Er hieß übrigens Engel. Ich fragte mich, ob das ein gutes oder ein schlechtes Omen war.

Die Geburt wird eingeleitet, und alles ist ganz anders, als ich es mir vorgestellt hatte

Ich wurde auf die Geburt vorbereitet. Zum ersten Mal in meinem Leben bekam ich einen Einlauf. Irgendwie hatte ich das in den Schwangerschaftsbüchern überlesen, denn ich war darüber ziemlich erstaunt, fast ein bißchen schockiert.
Tapfer legte ich mich auf die Pritsche. Nachdem die Schwester meinen Darm also mit Flüssigkeit gefüllt hatte, erklärte sie mir, ich müsse zehn Minuten warten und könne dann auf die Toilette gehen.
Ich hatte eigentlich schon nach einer Minute das Gefühl zu platzen. Dummerweise war keine Uhr in der Nähe. Ich wartete also solange wie möglich, wobei ich ständig überlegte, ob ich den Weg zur Toilette noch schaffen würde. Ich glaube, es vergingen keine fünf Minuten und ich raste zur Toilette. Unendlich erleichtert beschloß ich, mindestens die nächsten zwei Stunden dort zu verbringen.
Plötzlich wurde die Tür aufgerissen und eine Frau, die offensichtlich keine Krankenschwester war, erklärte mir in einer mir fremden Sprache, sie müsse jetzt hier putzen. Ich bedeutete ihr, sie müsse damit noch warten, worauf sie sich mürrisch zurückzog. Für sie waren auf der Toilette sitzende Gebärende offenbar etwas Gewohntes und kein Anlaß, ihr Programm zu ändern. Zwei Minuten später steckte sie wieder ihren Kopf durch die Tür, die aus Sicherheitsgründen unverschlossen bleiben mußte. Ich begann, nervös zu werden. Erstens war ich noch nicht fertig, und zweitens schätzte ich keinen Zuschauer auf der Toilette. Andererseits konnte ich doch die Leute nicht ständig aufhalten.

Also beendete ich diese Sitzung vorzeitig mit dem mulmigen Gefühl, daß der Rest dann eben bei der Geburt kommen würde.
Dirk war inzwischen wieder eingetroffen. Er brachte mir einige für die Geburt unentbehrliche Utensilien wie Kamm und Lippenstift.
Als angemessene Geburtskleidung hatte er ein hellblaues Seidennachthemd ausgesucht, das ich auch noch sinnigerweise von meiner verstorbenen Oma geerbt hatte.
Mit diesem edlen Stück war ich sicher die vornehmste aller an diesem Donnerstag Gebärenden.
Wie heißt es noch? »In Schönheit sterben.« Das wollte ich ja nun nicht gerade.
Die Kleiderfrage wurde mit der ersten Wehe im wahrsten Sinne des Wortes schlagartig beendet. Die Wehe traf mich nämlich wie eine Wucht. Es tat so verdammt weh, wie ich es mir vorher nicht hätte vorstellen können.
Da ich an den Wehenschreiber angeschlossen war, mußte ich liegen und hatte keine Chance, den Schmerz durch Bewegung zu lindern. Statt dessen schaute ich ständig auf die Aufzeichnung des Wehenschreibers, die meine Schmerzen wie zum Hohn auch noch optisch sichtbar machte.
Innerhalb kürzester Zeit schwanden bei mir sowohl der Mut als auch die Kraft.
Ich verlangte nach einem Schmerzmittel. Die Hebamme gab mir etwas, aber ich spürte keine Erleichterung.
Dirk hielt die ganze Zeit meine Hand.
Da die Geburt jetzt in Gang gekommen war, wurde der Wehentropf abgemacht, wegen meiner Schwäche aber durch einen Aufbautropf ersetzt. Aber das alles half nichts. Jede Wehe überrollte mich, zerriß mich und machte mich zu einem jammernden Elend. Ich schwor mir in diesem Moment, mich niemals mehr in diese Situation zu bringen. »Das ist das

Schrecklichste, was dir jemals widerfahren ist«, dachte ich mir.
Durch einen Türspalt sah ich meine junge Zimmernachbarin, die ich am Morgen so bedauert hatte. Sie hielt selig ihr Neugeborenes im Arm.
So verging Stunde um Stunde, und ich litt entsetzlich. Jedes Zeitgefühl war mir verlorengegangen. Ich nahm alles nur noch wie durch einen Schleier wahr. Nichts war mir mehr klar und nichts half mir. Es gab nur noch diesen ungeheuren Schmerz. Wenn mir einer gesagt hätte, du stirbst jetzt, hätte ich es in diesem Moment als Erleichterung empfunden.
Daß ich dann doch nicht aus dem Fenster der Entbindungsstation sprang, habe ich Dirk zu verdanken. Er hielt mich fest an den Händen. Er ließ mich keine Sekunde allein. Er betete mir den richtigen Atemrhythmus vor. Zuletzt brüllte er nur noch, um zu meinem Bewußtsein vorzustoßen.
Ich, die es so sehr liebte, Kontrolle über mich und manchmal auch andere zu haben, ließ mich völlig gehen. Es war schrecklich. Und es war schön. Ich ließ mich buchstäblich in die Arme meines Mannes fallen. Das tat äußerlich und innerlich gut.
Wir hatten eine so extreme Situation noch nicht miteinander erlebt. Jetzt zeigte sich, wie nah wir uns waren.
Nach einer endlos erscheinenden Zeit, die objektiv nur sechs Stunden dauerte, gab mir der Arzt das heißersehnte Signal: »Der Muttermund ist offen. Sie können pressen.«
Endlich einmal nur meinem Instinkt folgend, ging ich in den Kniestand. Ich fühlte, daß ich in dieser aufrechten Haltung meine Kraft viel besser auf mein Becken konzentrieren konnte. Alle Energie lief ganz natürlich auf diesen Punkt hin. Dirk saß vor mir, ich packte ihn an den Schultern, entschlossen wie selten zuvor.
Und dann preßte ich wie um mein Leben. Ich schrie, biß Dirk in die Schulter, preßte, schrie, biß, preßte, preßte, preßte ...

Ein letzter schrecklicher Schmerz – und mein Baby war geboren!
Ein kleines zitterndes Bündel lag da auf dem Bett, und diesmal war es wirklich so – der glücklichste Moment in meinem Leben!
Ich liebte dieses kleine Ding von Anfang an wie verrückt.
Weinend vor Erleichterung beugte ich mich über mein Baby und bestaunte es. Und je näher wir es betrachteten, desto mehr staunten wir. Denn unsere laut Ultraschall prognostizierte Tochter entpuppte sich eindeutig als Sohn.
Der Kommentar von Dirk: »Und so wurde aus der Tochter ein Sohn!«
Das machte ja weiter nichts, bloß, wir hatten keinen Jungennamen.
Unser Kind hatte an seinem Bettchen also kein Schild mit »Maximilian«, »Paul« oder »Kevin«, sondern mit dem ausgefallenen Namen »Emig«. Damit konnte er wenigstens nicht verwechselt werden.
Ich blutete viel zu stark, so daß mir die Hebamme noch dauernd auf dem Bauch rumdrückte.
Das tat höllisch weh, und ich spürte jedesmal einen warmen Strahl zwischen meinen Beinen. Einfach keine Schmerzen mehr ertragen müssen! Das war mein innigster Wunsch. Ich versuchte, mich aufzusetzen, und fiel sofort in Ohnmacht. Das nächste, was ich wahrnahm, waren mehrere Leute, die um mein Bett herumstanden und meine Beine hochhielten. »Sagen Sie doch was!« rief der Arzt ein paarmal. Endlich konnte ich irgend etwas rausbringen, keine Ahnung, was es war. Jedenfalls gab ich erst mal das ehrgeizige Unterfangen auf, alleine zur Toilette zu gehen.
Irgendeiner, wahrscheinlich Dirk, muß in dieser Zeit auf die etwas extravagante Idee gekommen sein, zur Feier des Tages für alle Pizza zu bestellen. Ich weiß nur, daß ich mich wenig

später an dem kuriosen Bild freute: eine Schinkenpizza zwischen blutigen Laken.
Ich mußte die Nacht noch im Kreißsaal verbringen. Mein Sohn schlummerte friedlich in meinem Arm, und es war ganz ruhig. Die Nachtschwester kam und fragte mich, ob ich etwas brauche. Einen Zwieback und Tee, das wünschte ich mir. Sie lief dafür extra in die Kantine.
Der Zwieback und der Tee – Relikte der Fürsorglichkeit aus meiner eigenen Kindheit –, die Erleichterung über den überstandenen Schmerz und das kleine, zartduftende Bündel neben mir – das war Glück pur.
Am nächsten Morgen stand erst mal die Namensfrage im Mittelpunkt. Ganz Journalisten machten wir ein regelrechtes Brainstorming. Hunderte von Namen wurden in den Raum geschmissen. Auch die Schwestern und Ärzte, bei denen sich die Geschichte von dem namenlosen Jungen bereits rumgesprochen hatte, mischten kräftig mit. Jedesmal, wenn sich Dirks Gesicht bei einem Vorschlag unwillig verzog, erhöhte sich bei mir die Hoffnung, daß er am Ende einer ergebnislosen Namenssuche entnervt meinem Favoriten »Emil« zustimmen würde.
Ausgerechnet meine beste Freundin Suse vereitelte diesen Plan.
Sie schlug den Namen »Frederic« vor. Und der gefiel allen, sogar mir.

Bei Geraldine war ich vorbereitet wie für eine Olympiade

Ich hielt meinen Schwur nicht. Ich ging ein zweites Mal in die Schlacht oder – um es weniger treffend, dafür appetitlicher zu formulieren – ins Rennen. Und diesmal war ich vorbereitet wie für die Olympiade. Ich hatte mit meiner Hebamme Karin den besten Coach verpflichtet. Ich trainierte hart und konzentriert alle erdenklichen Arten von Atemübungen. Ich hatte vom Traubenzucker bis zum Lippenpflegestift schon Wochen vorher alle erlaubten Hilfsmittel in mein Gebärköfferchen gepackt, hellblaues Seidennachthemd (mit rosa Wollsocken) inklusive. Und – das war vielleicht das Wichtigste – Karin hatte mich in einem langen Gespräch mental fitgemacht. Ich solle – das war die Taktik – nicht gegen die Wehen kämpfen, sondern mit ihnen.

Einen Tag vor dem errechneten Geburtstermin schreckte ich mitten in der Nacht aus einem Traum hoch und wußte, jetzt geht es los. Ich wußte das deswegen so schnell, weil sich soeben zum zweiten Mal in meinem Leben ein Schwall Fruchtwasser über meine Beine ergossen hatte. Und diesmal ging es wirklich los. Der Startschuß war gefallen. Mein Wettkampfgerät lag schon seit Tagen bereit. Ich hatte den Ball gewählt. Genauer gesagt, einen grünen Gymnastikball. Grün deshalb, weil diese Farbe entspannend wirkt. Als Austragungsort hielt ich das Bad für angemessen. Für den Fall der Fälle hatte ich es schon seit längerem auch nachts gnadenlos aufgeheizt. Schließlich wirkt Wärme wehenfördernd.

Für die richtige zeitliche Einteilung sorgte ein Wecker mit Sekundenzeiger, den ich mir in Augenhöhe aufstellte. Ich

setzte mich also auf den Gymnastikball, stützte mich mit den Armen am Wickeltisch ab und starrte bei jeder Wehe wie hypnotisiert auf den Sekundenzeiger.
Die Wehen kamen etwa alle sieben Minuten.
»Eine Wehe dauert etwa eine Minute, und eine Minute kannst du aushalten!« Mit diesem Spruch stärkte ich mich mental. Eine Trainingspartnerin aus dem Schwangerschaftskurs hatte mir empfohlen immer »Jaaaa« zu sagen während der Wehe, weil sich der Körper bei diesem A-Laut öffnet. Aber erstens kam mir dieses »Jaaa« rein intellektuell etwas mager vor, und zweitens erinnerte es mich irgendwie an einen Orgasmus.
Jedenfalls betete ich mir immer wieder besagten Spruch daher, atmete tief und ruhig und kreiste dabei unaufhörlich mit dem Becken auf dem Ball rum. Karin hatte uns erklärt, daß ein durch Bewegung mit Sauerstoff versorgter Muskel nicht so schmerzt wie ein völlig verkrampfter.
Dafür könnte ich sie heute noch küssen. Denn natürlich tat es weh, aber es war tausendmal erträglicher als bei meiner ersten Geburt.
So gut kam ich zurecht, daß ich drei Stunden völlig konzentriert auf diesem Ball arbeitete. Dann kamen die Wehen alle drei Minuten. Es wurde Zeit, sich von meinem kuscheligen Badezimmer zu trennen.
Als ahnte ich, daß es für Tage das letzte Mal sein würde, stellte ich mich noch einmal unter die Dusche.
Ich weckte Dirk zum zweiten Mal. Beim ersten Mal um drei Uhr nachts hatte ich zu ihm gesagt »Es geht los!«. Da hatte er sich rumgedreht und weitergeschlafen. Diesmal weckte ich ihn mit den Worten »Wir müssen los!«. Immerhin war er so aufnahmefähig, um den feinen Unterschied zwischen »Es geht« und »Wir müssen« zu bemerken, und stand auf.
Meine Eltern kamen und kümmerten sich um Frederic.

Beim Abschied fiel ich meiner Mutter weinend um den Hals: »Ich habe so schreckliche Angst vor den Schmerzen!« Und das war nicht übertrieben.
Nie werde ich den Moment vergessen, als wir aus der Wohnungstür traten. Es war der neunte Februar, sieben Uhr morgens, stockdunkel, und vom Himmel rieselten lautlos die Schneeflocken.
So sehr hatte ich mir gewünscht, Geraldine solle mit den ersten Frühlingsboten kommen, die es ja manchmal schon im Februar gab. Jetzt aber schneite es, und es war bitterkalt.
Auf dem Weg zum Auto sagte Dirk: »Hab keine Angst, ich bin ja bei dir.«
Auch wenn er unbestritten der beste Geburtshelfer war, den ich mir vorstellen konnte, dachte ich verzweifelt: »Aber die Schmerzen muß ich ganz allein aushalten!«
Vor dem Auto, im Auto, auf dem Krankenhausparkplatz, vor dem Eingangstor – immer häufiger kamen die Wehen. Der Fahrstuhl im Krankenhaus hatte leider genau meinen Wehenrhythmus. Kurz bevor ich ihn erreicht hatte, wurde ich von einer Wehe heimgesucht, also schloß sich die Tür automatisch und öffnete sich erst wieder drei Minuten später. Da hatte ich aber schon die nächste Wehe.
Wahrscheinlich wäre unsere Tochter auf dem Flur geboren worden, wenn nicht ein zufällig vorbeikommender Arzt die Tür aufgehalten hätte, bis auch diese Wehe vorbei war.
Später erfuhr ich, daß dieser Fahrstuhl manchmal für Stunden steckenblieb. Na ja, einen Arzt hätten wir wenigstens dabeigehabt.
Im Kreißsaal war noch kein Mensch. Die Hebamme machte erst mal das Licht und die Heizung an. Doch da war mir schon alles egal. Die Schmerzen waren so unerträglich, daß ich nur noch rumjammerte. Auf dem Gang unterhielten sich lachend die Putzfrauen. Ich beneidete sie darum.

Eine »Bilderbuchgeburt«, und dann ging der Ärger erst richtig los

Für einen Einlauf, die Rasur und andere routinemäßige Vorbereitungen war es schon zu spät. Also setzte mich die Hebamme noch einmal schnell auf die Toilette. Dirk blieb bei mir, was vernünftig war. Aber eigentlich war es mir auch peinlich. Mein Körper entleerte sich fast wie von selbst, ich hatte das Gefühl, daß überall etwas aus mir herausfloß. Und es stank ganz fürchterlich.

Da saß ich jetzt auf einem Sagrotan-sauberen Klo mit Ajax-reinem Boden, betreut von einer Hebamme im Persil-weißen Kittel und führte mich wie ein Schwein auf.

Zu meinem Ärger spiegelte sich mein jämmerliches Abbild auch noch in den Fliesen an der Wand. Dafür hatten sie sicher Meister Propper benutzt.

Mein einziger Trost war ein Fleck auf Dirks Sweatshirt.

Ich schämte mich.

Natürlich sind Dirk und ich sehr vertraut miteinander, und sicherlich sind das ganz »natürliche« Vorgänge, aber eine Geburt ist aus ästhetischer Sicht für beide eine harte Bewährungsprobe. Sie ist ungeheuer laut, verdammt blutig und wirkt vor allem ganz zum Schluß regelrecht brutal.

Bei meiner Freundin Birgit drückten gegen Ende der Arzt und die Krankenschwester auf den Bauch, während die Hebamme unten zog. Und »auf den Bauch drücken« bedeutet nicht, eben mal kurz antippen. Die hängen richtig auf dem Bauch drauf und drücken mit aller Kraft.

Für viele Männer muß dieser Anblick ein Schock sein. Doch darüber wird selten geredet. Männer haben das auszuhalten.

Dirk und ich gingen ganz undogmatisch an diese Sache ran. Er sollte ganz frei entscheiden, ob er bei der Geburt dabeisein will. Dummerweise diskutierten wir diese Frage recht unbefangen im Bekanntenkreis. Das hätten wir nicht tun sollen. Schon allein die Überlegung, ob der werdende Vater nun bei der Geburt dabei ist oder nicht, beweist mangelnde Solidarität und Liebe gegenüber der Mutter. Kein Vater kann es sich heutzutage mehr leisten, nicht dabeizusein. Und sollte er damit Probleme haben, muß er selbst sehen, wie er damit zurechtkommt. Ob er will oder nicht, Dabeisein ist alles.

Genaugenommen unterscheiden sich eine menschliche und eine tierische Geburt kaum voneinander.

Das wird in den Schwangerschaftsbüchern auch oft verschwiegen.

Für solche Informationen gibt es ja zum Glück die Arztserien im Fernsehen, oder noch besser, Hebammenserien: »Happy Birthday« mit meiner Lieblingsschauspielerin Witta Pohl zum Beispiel.

»Marie, komm schnell. Peggy hat wieder eine Steißlage.« Himmel, dachte ich, die arme Frau! So was löst man doch heutzutage per Kaiserschnitt und nicht per Hebamme! Die herbeistürzende Hebamme Marie, alias Witta Pohl, zögerte dennoch keine Sekunde und eilte der armen Peggy zu Hilfe. Das mag ich halt an Witta Pohl. Sie ist so anpackend.

Zu meiner tiefen Erleichterung ging alles gut, und die junge Mutter gebar ein gesundes Fohlen. Peggy war nämlich eine Stute.

Die omnipotente Hebamme trat erleichtert aus dem Stall und ließ sich vom Bauern erst mal zwei Schnäpse einschenken.

Darin lag wahrscheinlich der größte Unterschied zu der Geburt eines Menschenkindes. Im Krankenhaus hätte sich die wackere Marie wohl keinen Doppelten genehmigt.

Solche Serien sollten für werdende Väter Pflicht sein. Auf unterhaltsame Weise erfahren sie dabei so manches, was ihnen sonst keiner sagt.
Zum Beispiel, daß auch eine tierische Geburt etwas Menschliches hat. Oder eine menschliche Geburt eben tierisch sein kann. Vielleicht auch einfach nur, daß ein Schnaps nach einer tierischen Geburt nur zu menschlich ist.
Für meinen Geschmack hätten sie auch ein paar Blutstropfen zeigen sollen. Das wäre dann noch realistischer gewesen. Und Witta Pohl hätte in ihrer beigen Strickjacke nicht so fad gewirkt. Andererseits war es ja schließlich kein Krimi.
Karin, meine Hebamme, befürchtete nach dieser Episode von »Happy Birthday«, daß sie demnächst auch gerufen wird, wenn in der Nachbarschaft die Katze wirft.
Vor mir lag einladend die sogenannte Gebärlandschaft, ein mehrfarbiges Gebilde aus verschiedenen Matratzen, die höhenverstellbar waren. Schon allein diesen malerischen Namen empfand ich angesichts der dort zu erwartenden Qualen als pure Ironie. Schließlich käme kein Mensch auf die Idee etwa den Behandlungsstuhl beim Zahnarzt als »Zahnsteingebirge« zu bezeichnen. Meine Vorbehalte bestätigten sich natürlich wieder mal. Die Landschaft erwies sich für mich ziemlich schnell als abschüssige Strecke.
Sosehr ich mich auch bemühte, mir es auf dieser neuesten Errungenschaft der modernen Geburtshilfe bequem zu machen – ich rutschte auf dem schräggestellten Oberteil mit meinem Hinterteil immer wieder nach unten.
Als sich dann Dirk zu meiner Unterstützung auch noch hinter mich quetschen sollte, verlor ich die Fassung.
So könne ich nicht entbinden, entschied ich mit letzter Kraft und rutschte auf das seitlich integrierte Gebärhöckerchen.
Das wirkte zwar weniger imposant, aber ich hatte wenigstens Boden unter den Füßen.

Und dann durfte ich endlich pressen. Erst preßte ich mit offenem Mund, wie Karin es uns erlaubt hatte. Dann preßte ich mit geschlossenem Mund, wie es mir die Krankenhaus-Hebamme nahelegte.
Ersteres verursachte einen Höllenlärm, letzteres brachte meinen Kopf fast zum Platzen.
Bevor ich diese Grundsatzfrage unter Hebammen abschließend beurteilen konnte, war Geraldine geboren.
Zuletzt hatte die Hebamme mich aufgefordert, mir das bereits sichtbare Köpfchen anzuschauen. Dieses Ansinnen schien mir ob meines Leidens so absurd, daß ich unwirsch antwortete, sie solle das Kind lieber endlich herausziehen.
Die Hebamme erwiderte ungerührt: »Das müssen Sie schon selber!« Bei der folgenden Preßwehe erteilte sie mir eine Flut von für mich sinnlos aufeinanderfolgenden Befehlen, die mich selbst in diesem Moment irgendwie irritierten. »Pressen! Stop! Jetzt mal locker lassen! Und jetzt mal husten! Noch mal! Und wieder pressen!« Und das alles auf sächsisch, was mir als Osthessin allerdings keine Probleme bereitete. Die Hebamme wußte genau, was sie tat, denn aus diesem Wirrwarr von Anweisungen wurde ohne einen Kratzer und ohne, daß ich einen Schnitt erhalten mußte, mein kleines Mädchen geboren.
In diesen letzten Sekunden empfand ich plötzlich etwas, das ich bei dem Tod meiner Großmutter gefühlt hatte: Die Empfindung, eine Brücke zwischen Leben und Tod zu sein.
»Mutter Erde.« Ein Begriff, der mir früher eher kitschig erschienen war, schoß mir durch den Kopf. Und ich schrie. Es war ein Urschrei, so »ur«, wie etwas nur sein kann. Darin war alles: Schmerz, Verzweiflung, Erleichterung und Glück.
»Gratuliere! Eine Bilderbuchgeburt! Schade, daß wir keinen Auszubildenden dabeihaben. Das wäre ein schönes Lehrstück gewesen.« Die Ärztin war richtig euphorisch.

Wir warteten nur noch auf die Nachgeburt. Und wir warteten und warteten.
Endlich kam auch dieser Teil der Geburt heraus. Ich war unendlich erleichtert, daß jetzt alles vorbei war. Doch dann schaute ich auf das Gesicht der Ärztin. Sie wechselte gerade einen Blick mit der Hebamme. Dieser Blick verhieß nichts Gutes.
»Die Nachgeburt ist leider unvollständig. Wir müssen jetzt den Rest noch herausholen«, klärte mich die Ärztin auf. Auch wenn sie versuchte, mich zu beruhigen, veränderte sich die Atmosphäre im Kreißsaal schlagartig. Geraldine wurde mir abgenommen, Dirk rausgeschickt, und plötzlich waren lauter grün vermummte Gestalten um mich herum, die die Ausschabung vorbereiteten. Schon allein dieses Wort verursacht mir immer wieder eine Gänsehaut.
Die Narkoseärztin, die ich kannte, sprach mir noch einmal aufmunternd zu – dann war ich weg.
Als ich aufwachte, hingen ungefähr vier Flaschen über mir, und überall waren Schläuche.
Die Operation war offenbar gut verlaufen, aber ich blutete und blutete. Schon wie bei Frederics Geburt drückte eine Schwester wieder und wieder auf meinen geschundenen Bauch. Und auch diesmal fühlte ich jedesmal einen warmen Strahl zwischen meinen Beinen. Dann wurde ein schwerer Sack daraufgelegt, damit sich die Gebärmutter wieder zusammenzieht. Zusätzlich gaben sie mir noch einmal wehenfördernde Mittel.
Ich hatte so schreckliche Schmerzen und war doch eigentlich schon völlig am Ende. Außerdem fror ich ganz entsetzlich. Ich kam mir nur noch wie eine blutige Masse vor. Es war einfach der Horror. Ich wurde auf die Intensivstation verlegt.
»Ei Anke, was machst du dann hier?« In seinem breitesten Hessisch begrüßte mich der Stationsarzt. Wir kannten uns

aus der Schulzeit. Die unerwartete Vertrautheit und seine unbekümmerte Art taten mir irgendwie gut. Ich entspannte mich etwas.
Es kümmerten sich auch gleich mehrere Leute um mich und erklärten mir ausführlich, was sie da machten.
Dann schlug eine ältere Schwester mein Bettlaken zurück. Als sie das viele Blut sah, meinte sie: »Was ist denn das hier?« und riß mir ziemlich unsanft das rotgefärbte Nachthemd runter. Ich kam mir ja schon wie ein Stück Fleisch vor, und sie behandelte mich auch noch so.
Im selben Moment betrat wieder mein Schulkollege den Raum. Als er sah, daß mein Oberkörper völlig unbedeckt war, zog er mir dezent das Laken über die Schulter. Damit gab er mir meine Würde zurück.
Da ich noch immer Blut verlor, stand plötzlich die Frage einer Bluttransfusion im Raum. Ich wollte absolut keine. Ich hatte sehr viele Nachrichtenbeiträge zu dem Aidsskandal gemacht und war seither extrem mißtrauisch, was Blutkonserven betraf.
Der Arzt unterstützte mich in meinem Wunsch. Alles entscheidend war der Hb-Wert meines Blutes. Er gab Auskunft darüber, wie meine Organe mit Sauerstoff versorgt werden. Je mehr Blut ich noch verlor, desto tiefer würde der Wert sinken. Normalerweise lag der Hb-Wert so um 14. Ich war ungefähr auf 7 runtergeblutet. Der Arzt meinte, bei 5,5 läge für ihn die lebensbedrohliche Untergrenze. Ich blutete noch immer.
Endlich, ich hatte gerade einen Hb-Wert von 6 erreicht, hörte ich auf zu bluten.
Den ganzen Tag durften erst Dirk und dann meine Mutter bei mir sitzen. Das war für mich eine unendliche Hilfe. Ich hatte jetzt auch rasende Kopfschmerzen und traute mich kaum, mich zu bewegen, weil ich diesen schrecklichen Katheter nicht spüren wollte. Am liebsten hätte ich mir alles rausgerissen.

Zwischenzeitlich war wieder alles mögliche mit mir gemacht worden. Neue Flaschen angehängt, immer wieder zur Kontrolle Blut abgenommen. Zum Schluß stachen sie mir ins Bein, weil an den Armen nichts mehr frei war.
Neben mir lag eine Frau, die vor Schmerzen ununterbrochen stöhnte. »Wie kann der liebe Gott nur solche Schmerzen zulassen«, rief sie immer wieder verzweifelt.
Ich dachte, ich werde gleich verrückt.
Am Abend wurde ich endlich auf die Geburtshilfestation verlegt.

Zehn lange Tage im Krankenhaus

Die folgenden Tage waren nicht viel besser. Ich hatte ständig rasende Kopfschmerzen, beide Hände wegen der Infusionen verkabelt und nicht mal die Kraft, mich hinzusetzen.
Die Schwestern waren rührend bemüht, mich aufzupäppeln. Sie schleppten Energiedrinks, homöopathische Kügelchen, Obst und alles mögliche andere herbei, um mir zu helfen.
Früher dachte ich immer, Leuten in solchen Situationen kämen die großen philosophischen Erleuchtungen. So nach dem Motto: »Jetzt weiß ich, was im Leben wirklich zählt!« oder »Jetzt wird mir klar, wer mir wirklich wichtig ist!«
Für solcherlei Überlegungen konnte ich meine Energie gar nicht verschwenden. Ich konzentrierte meine ganze geistige und körperliche Kraft allein auf das Durchhalten.
Nicht mal das Bedauertwerden machte mir Spaß. Wenn man nur so ein bißchen krank ist, tut es einem ja manchmal richtig gut, wenn die Leute mit besorgter Miene sagen: »Du siehst aber schlecht aus!« Dann suhlt man sich ein wenig in der Anteilnahme, macht ein noch elendigeres Gesicht und fühlt

sich prompt besser – was man sich natürlich nicht anmerken läßt. Aber das wollte ich nicht: keine Besucher, keine Erklärungen, nicht die geringste Anstrengung! Ich hatte mich für diese Geburt zwar fit gemacht wie für die Olympiade. Aber ich hatte nicht gewußt, daß ich im Marathonlauf starten würde.
Manchmal, wenn Dirk kam, fiel ich völlig zusammen und konnte nicht mehr aufhören zu weinen.
Geraldine sah ich in den ersten zwei Tagen kaum. Es ging auch gar nicht. Ich war zu schwach.
Was hatten wir uns vorher die Köpfe heißgeredet von wegen Rooming-in und dauernder Nähe zwischen Mutter und Neugeborenem. All dies scheiterte jetzt an meinem erbärmlichen Zustand. Das Stillen aber wollte ich mir nicht auch noch nehmen lassen.
Besonders die Säuglingsschwestern waren wenig begeistert. Ich hatte ja ziemlich viel Medikamente bekommen und war zudem extrem schwach. Doch ich hatte den Eindruck, daß dies nicht der wahre Grund ihres Zögerns war. Manche Säuglingsschwestern (andere natürlich nicht) genossen ganz offensichtlich die Macht, die sie über hilflose Babys und verunsicherte Mütter haben. Dazu gehört auch der Terror mit dem Wiegen. Jedes Baby wird vor dem Stillen und nach dem Stillen gewogen. Die Schwester kann damit kontrollieren, wieviel das Baby getrunken hat. Und das wird dann mit diesen wunderbaren, wissenschaftlich ermittelten Tabellen verglichen, die auf den Punkt genau wissen, wieviel ein anständiges, deutsches Baby in welcher Woche zu trinken hat. Da stand dann eine bereits zweifach erprobte Mutter völlig zerknirscht neben einer dieser Waagen und ließ sich von einer Säuglingsschwester erklären, sie habe offenbar nicht genug Milch, um ihr Baby zu ernähren. »Das muß aber mehr werden!« drohte die große Schwester der kleinen Frau, die dabei noch ein Stück schrumpfte.

Und für den Fall, daß wieder mal eine Mutter wegen angeblich zu wenig Milch das Rennen entnervt verläßt, steht immer, verlockend praktisch, im Wärmegerät ein gutes Fläschchen Milch bereit.

Die Säuglingsschwestern haben offenbar einen schweren Stand: Was die Geburt betrifft, sind die Hebammen der Chef. Die Mütter gehören zu dem Revier der Gynäkologen, und die Babys sind Sache der Kinderärzte. Das Herrschaftsgebiet der Säuglingsschwestern begrenzt sich also auf das Säuglingszimmer selbst. Und auch hier sind die Mütter in den letzten Jahren viel selbstbewußter geworden.

Das Ergebnis sind wahre Glaubenskriege.

»Ich möchte nicht, daß Sie meinem Kind zufüttern«, »Ich möchte, daß Sie mir mein Kind immer bringen, wenn es schreit«, »Ich möchte nicht, daß mein Kind auf dem Bauch liegt.« Die Liste der Ansprüche ist lang. Auch ich vertrat diese Ansprüche sehr vehement, bis ich mich bei Geraldine den Gegebenheiten fügen mußte. So mußte ich wegen meines Zustandes zehn Tage lang Geraldine im Säuglingszimmer lassen – normalerweise für mich eine Katastrophe. Das Kind, so haben wir es alle gelernt, braucht nach dem brutalen Akt der Geburt nicht nur gedämpftes Licht und liebevolle Behandlung, sondern auch die ständige Nähe der Mutter. Geraldine mußte die ersten zwei Tage nicht nur fast gänzlich auf mich verzichten, sie erhielt zu allem Unglück auch noch die Flasche. Für stillbewußte Mütter wie mich ein Sakrileg. Und Geraldine wurde jeden Morgen unter dem Wasserhahn gewaschen. Eine unnötige und ungesunde Roheit. Darin war ich mir mit dem überwältigenden Teil der informierten Mutterschaft einig.

Und dennoch. Geraldine überlebte. Und das offenbar recht gut.

Als ich sie am dritten Tag endlich an die Brust legte, begann sie zu saugen wie ein Weltmeister. Sie trank so viel, daß ich

mich ärgerte, nicht das Gesicht der Schwester sehen zu können, wenn sie Geraldine später wog.
So unselig wie das Wiegen war der von einigen Säuglingsschwestern streng eingehaltene Vier-Stunden-Rhythmus.
So wie später wir Erwachsenen auch, bekommt das Baby alle vier Stunden Hunger. Weil Babys aber klein und dumm sind, merken sie das manchmal nicht. Zum Beispiel nachts. Da würden sie ihr Eßbedürfnis glatt verschlafen, wenn es nicht die gewissenhaften Helferinnen in Weiß gäbe. Sie wecken die Kinder und bringen sie zu ihrer Mutter.
Die verschlafene Mutter legt also ihr verschlafenes Kind an die Brust. Und was passiert? Es trinkt nicht. Die Folge ist fatal. Das Kleine bringt nichts auf die Waage, und die Mutter gerät in den Verdacht, zu wenig Milch zu haben. Dem Kind wird zugefüttert, und es trinkt beim nächsten Mal noch weniger. Die Brust der Mutter produziert entsprechend weniger Milch. Schließlich geht es nicht mehr ohne Flasche.
Geraldine tat zum Glück nichts, was auch nur den geringsten Zweifel an meiner Stillfähigkeit aufkommen ließ. In meinem Zustand hätte ich sicher kaum Widerstand geleistet, auch wenn ich es nachher bereut hätte.
Es ist seltsam und gleichzeitig typisch für die widersprüchlichen Ansprüche gegenüber heutigen Müttern, daß sie sich im Krankenhaus das Stillen manchmal regelrecht erkämpfen müssen, während sie »draußen« als Rabenmutter gelten, wenn sie es nicht tun.
Dirk und Frederic besuchten mich jeden Tag. Für Frederic war es eine schwere Zeit. Er dachte sicher, ich wolle nicht nach Hause kommen und ließe ihn im Stich. Zum Glück hatte er schon immer zu Dirk die gleiche Nähe wie zu mir, so daß er jetzt jemanden hatte, den er ebenso liebte wie mich.
Je mehr Tage ich im Krankenhaus verbrachte, desto distanzierter behandelte er mich. Er gab mir zwar immer einen Kuß,

ignorierte mich dann aber mehr und mehr. Es brach mir fast das Herz, denn ich hatte solche Sehnsucht nach ihm. Ich interpretierte sein Verhalten als Eigenschutz: Je weniger er sich auf mich einließ, desto weniger schmerzte ihn meine Abwesenheit. Ich war erstaunt, daß schon ein Knirps von anderthalb Jahren zu solchen Schutzmechanismen in der Lage ist. Als einziges Zeichen seiner Liebe ließ Frederic mir seinen heißgeliebten Ernie-Luftballon im Krankenhaus. Dieses für ihn ungeheuerliche Opfer rührte mich zutiefst.

Ich fragte mich oft, was passiert wäre, wenn ich gestorben wäre. Ich glaube, Frederic hätte sich recht schnell auf andere Personen umgestellt. Damals dachte ich mir: »Kinder sind zum Überleben gemacht.« Sowenig das einem Mutterherz schmeichelt, so sehr beruhigt es auch.

Ich hatte eine Freundin, die an Krebs starb. Zurück blieb ihr Mann mit ihren zwei kleinen Mädchen. Meine Freundin hat vier Jahre lang, seit der Geburt der zweiten Tochter, um ihr Leben gekämpft und dabei dennoch den Tod vorbereitet. Sie brachte ihre Kinder sehr häufig zu ihren Eltern. Damals konnte ich nicht verstehen, daß sie nicht jeden Tag, der ihr blieb, mit ihren Töchtern verbringen wollte.

Als sie dann starb, hatten die Mädchen außer ihrem Vater auch noch ihre Großeltern als feste Bezugspersonen. Bei ihnen beispielsweise zu übernachten, war für sie normal, und so änderte sich für sie nicht so wahnsinnig viel nach dem Tod ihrer Mutter.

Erst jetzt begriff ich, welch ungeheuerliche Liebe und Stärke meine Freundin gehabt haben mußte; zu wissen, daß sie sterben würde, und schon vorher ihre Kinder loszulassen. Im Grunde hat sie es den Kindern erleichtert, sie zu vergessen. Wie gern würde ich ihr sagen, welchen Respekt ich für sie empfinde.

GEFÜHLE

NACHWEHEN IM KOPF – VON WEGEN: »DIE GEBURT IST GLEICH VERGESSEN«

Vergeßt den ersten Kuß! Vergeßt das erste Mal! Vergeßt Eure Hochzeit! Das, was im Leben einer Frau wirklich Spuren hinterläßt, ist die Geburt ihres ersten Kindes. Für mich war danach nichts mehr wie vorher. Schmerzen? Von mir aus hätte mir der Zahnarzt in Zukunft auch ohne Betäubung einen Zahn ziehen können. Durchhalten? Ich traute mir plötzlich ohne Training einen Marathonlauf zu. Gefühle? Ich kannte jetzt den schmalen Pfad zwischen Himmel und Hölle.

Ich war in der Tat eine *frischgebackene* Mutter: eine Mixtur aus einem Ei und diversen anderen Zutaten, war ich neun Monate lang aufgegangen und dann durchs Feuer geschickt worden.

Jede andere auf diese Weise mit einem Hefekloß verwandte Frau begrüße ich mit den Worten: »Willkommen im Club!«

Das ist zugegebenermaßen nicht besonders originell, aber es entspricht einem tiefen inneren Bedürfnis. Vielleicht sollte man die Menschen nicht nach Geschlecht oder Alter einteilen, sondern in »schon mal Gebärende« und »(noch) nicht Gebärende.«

Besonders an der Geburt von Frederic hatte ich lange zu knabbern.

Ich stand innerlich kopf. Ich war beleidigt, schockiert und fühlte mich gedemütigt. Wie ein Gewaltverbrecher hatte sich der Schmerz meiner bemächtigt, ohne daß ich mich wehren konnte. Mein Innerstes war nach außen gekehrt worden. Ich hatte jede Kontrolle verloren. Und ich hatte diese Situation aus meiner Sicht keineswegs gut gemeistert. Gejammert hatte ich und geschrien, eine richtig schlechte Figur gemacht!

Besonders schlimm war der Moment, als ich erkennen mußte, daß ich mein Baby ganz allein auf die Welt bringen muß. Die vielen Untersuchungen hatten bei mir während der Schwangerschaft den Eindruck erweckt, die Mediziner würden das schon machen. So akribisch hatten sie mein Baby getestet, gemessen und überwacht. Manchmal war ich mir nicht mehr sicher gewesen, wer nun die Verantwortung für das kleine Wesen in meinem Bauch hatte, sie oder ich. Der medizinische Teil jedenfalls gehörte ganz den Ärzten. Und dazu zählte für mich die Geburt.

Außerdem würde man einem gebildeten, zivilisierten Menschen heutzutage doch nicht allen Ernstes so einen viehischen Schmerz zumuten. Schließlich gab es für jedes Wehwehchen Spritzen, Tabletten oder diverse Tinkturen. Schmerzen, so wie sie unsere Großmütter aushalten mußten? Das wäre doch ein echter Anachronismus.

Als ich dann während der Geburt spürte, daß kein Mittel der Welt mir diesen schweren Teil abnehmen würde, daß ich wie Millionen von Frauen Tausende von Jahren zuvor mein Kind gebären mußte, war da nur noch das nackte Entsetzen.

Ich ritt auf dieser Erinnerung herum wie auf einem alten Gaul, damit sie eines Tages erlahmen möge. Dirk begleitete mich bei diesen Ausritten schon lange nicht mehr. Er konnte das Thema »Geburt« nicht mehr hören.

Ich schon. Ich mußte dieses Thema immer wieder berühren. Eines meiner Lieblingsgedichte, es handelt von Zahnschmer-

zen, bringt es auf den Punkt: Die Versuchung, immer wieder mit der Zunge den kranken Zahn zu berühren, ist letztlich größer als der darauffolgende Schmerz. Genauso geht es mir mit den Erinnerungen an die Geburten.
Ich finde es auch andererseits durchaus genußvoll, einen Schrecken aus der sicheren Distanz des Überstanden-Habens zu erleben.
»Sobald du dein Baby in den Armen hältst, ist aller Schmerz vergessen.« Diesen Satz verstehe ich bis heute nicht. Das ist genauso realitätsfern wie die Annahme, daß man sein »erstes Mal« nie vergißt (Verzeih, Peter!).

Versuch einer Erklärung

Zu dieser postnatalen Depression kam die Beschämung über meine prenatale Naïvität. »Die wird sich noch wundern«, werden sich Dutzende von Müttern gedacht haben, als ich meine unkomplizierte Schwangerschaft zelebriert hatte. Warum zum Teufel hatte mich denn keiner gewarnt? »Du schaffst das schon! Jede Geburt ist anders! Schließlich ist es etwas ganz Natürliches!« Diese Beschwichtigungen waren mir noch in Erinnerung. Aber warum hatte denn keiner mal gesagt: »Bereite dich gut vor! Es sind ganz besonders starke Schmerzen!« oder einfach: » Es wird so brutal weh tun, daß du wimmern wirst, es möge irgendwann enden!« Zugegeben, so eine Äußerung hätte ich in der Schwangerschaft vielleicht nicht ganz verstanden. Aber so ein bißchen auf den Boden holen hätte mich doch einer können.
Allerdings, wenn wir schon bei der Wahrheit sind: Ich hätte auf Warnungen sowieso nicht gehört.

Ich habe mich danach gefragt, was mir dieses Erlebnis sagen wollte. Nicht, daß ich auf dem Esoterik-Trip wäre. Ich bin einfach der Überzeugung, daß einem das Leben nicht ganz zufällig bestimmte Erfahrungen zukommen läßt. Zumindest bietet einem so etwas die Möglichkeit, einiges über sich zu lernen.
Was war also die Botschaft für mich?
Wie immer, wenn ich eine schwierige Frage beantworten will, versuchte ich sie auf das Einfachste zu reduzieren. Also, worum ging es hier eigentlich?
Es ging ganz klar um mein Selbstbildnis. Die Geburt hatte es zum Einstürzen gebracht. Jetzt suchte ich die Trümmer zusammen. Überrascht stellte ich fest, daß sie nicht mehr zusammenpaßten. Etwas hatte sich verändert.
Wie hatte ich mich eigentlich vor der Geburt gesehen?
»Ich bin eine erfolgreiche, emanzipierte Frau von dreißig Jahren. Ich bin selbstbewußt, selbstbestimmt und nicht von Klischees abhängig. Es kümmert mich nicht, was andere von mir denken. Nachdem ich beruflich schon etwas Karriere gemacht habe, entscheide ich mich dennoch für Familie. Ich werde gewollt schwanger. Diesen Umstand betrachte ich nicht als Krankheit, sondern als etwas Natürliches. Folglich bin ich fit und arbeite unverändert weiter. Ich bin auch in der Schwangerschaft sehr gepflegt und lasse mich nicht gehen. Ich bin nicht völlig auf die Schwangerschaft fixiert, sondern interessiere mich auch für andere Dinge. Die Geburtsvorbereitung wird nicht überbewertet. Die Geburt verläuft für meine Person untypisch: kompliziert und unkontrolliert.«
Und jetzt?
»Ich bin eine erfolgreiche, emanzipierte Frau von einunddreißig Jahren. Ich habe vor allem durch meinen Beruf gelernt, meine innere Unsicherheit zu verbergen. Ich habe das Klischee von der unkomplizierten, selbstbewußten und pa-

tenten Frau verinnerlicht. Ich möchte, daß andere mich bewundern. Dazu gehört, neben dem Beruf selbstverständlich, auch noch Kinder großzuziehen. Mit dreißig habe ich plötzlich Angst, daß mir die Zeit davonläuft. Die Entscheidung, schwanger zu werden, überlasse ich lieber dem Schicksal. Als ich es schließlich bin, gebe ich mir alle Mühe, dies als Nebensache zu behandeln. Die Rolle der Mutter scheint mir weit weniger attraktiv als die Rolle der Karrierefrau. Ich gebe weder meinem Geist, meiner Seele noch meinem Körper die Gelegenheit, sich auf das werdende Leben einzulassen. Die Geburt ist eine logische Folge dieses Verhaltens. Ich kann mich nicht öffnen, nicht gehenlassen, nicht die Kontrolle abgeben. Die Natur bahnt sich mit Gewalt ihren Weg.«
So wahnsinnig schmeichelhaft fand ich die Nachher-Version nun wirklich nicht. Es gelang mir auch erst später, Konsequenzen daraus zu ziehen, und noch viel später, wieder milde mit mir zu werden.

Formtief

Erstaunlich lange versuchte ich noch standhaft, die Perfekte zu sein. Etwa eine Woche nach der Geburt zwängte ich mich in meine sexy-kurze Sommerjeans, schminkte mir die zwei Liter verlorenen Blutes aus dem Gesicht und flanierte durch die Fußgängerzone. Der Zufall meinte es gut mit mir, ich traf einen Kollegen. »Jetzt schau sich einer die Frau an! Da glaubt doch keiner, daß sie gerade erst entbunden hat. Mensch, klasse siehst du aus!« Volltreffer!
Die zweieinhalb Stunden Vorbereitung für diesen Auftritt waren nicht umsonst gewesen.
Doch die Volltreffer wurden weniger, denn meine Form ließ zusehends nach.

Frederic wollte etwa alle zwei Stunden trinken, auch nachts. Außerdem hatte er ständig Blähungen und schrie stundenlang. Auch wenn Dirk mir nach Kräften half, ich war total erschöpft. Dieser ständige Schlafmangel und das Gefühl, etwas nicht richtig zu machen, wenn das Kind schrie. Hunger, nasse Windel, zu kalt, zu warm, unbequeme Lage (?!) ... Ich ließ die Liste unentwegt durch meinen Kopf rattern. Zum Schluß konnte ich mich auf nichts mehr konzentrieren. Ich wußte nicht mehr, wann ich das letzte Mal gestillt hatte, oder ich vergaß über Stunden, den Kleinen zu wickeln. Besonders übel war das ständige Verlegen von Dingen. Beispiel: Baumwollwindeln. Das sind die herb duftenden, gelb-gesprenkelten Schultertücher, Erkennungsmerkmal und Zierde einer jeden stillenden Mutter.

Die brauchte ich, um die Bäche von Milch abzufangen, die während des Stillens aus der jeweils nicht benutzten Seite meines Wunderbusens flossen.

Jedesmal, wenn der Strom begann, wurde ich gewahr, daß keines dieser in der ganzen Wohnung verteilten Exemplare in meiner Reichweite lag.

Hatte Frederic aber meine Brustwarze endlich richtig zu fassen bekommen, war es zu spät, um irgend etwas zu holen.

Wenn nicht meine Hebamme gewesen wäre, hätte ich an meinem Geisteszustand gezweifelt. Sie erklärte mir, daß der große Blutverlust tatsächlich zu Vergeßlichkeit führt. Sie riet mir, alles auf kleine Zettelchen zu schreiben und an einem gut sichtbaren Platz aufzuhängen. Ich fand das eine vernünftige Idee.

Gerade als ich damit fertig war, klingelte es an der Haustür. »Tach, Frau Emig, ich wollt' Ihne nur mal zum Nachwuchs gratuliern!« Es war der nette, ältere Herr vom vierten Stock. »Das ist aber nett, Herr Wamboldt! Kommen sie doch herein!« sagte ich, heilfroh darüber, daß in meinem Hirn nicht auch noch die Nachnamen unserer Nachbarn verlustig gegangen waren. Als sich Herr Wamboldt samt Geschenk freudig anschickte einzutreten, ging plötzlich der berühmte Ruck durch ihn, und er blieb stehen. »Ich will Sie ja nett störn. Wisse Se was, ich komm e annermal.« Sprachs und war verschwunden. Verdutzt blieb ich an der Haustür stehen. Als ich mich umdrehte, um wieder hineinzugehen, wurde mir schlagartig klar, warum sich Herr Wamboldt so merkwürdig benommen hatte: Die Wohnung war übersät mit kleinen, gelben Merkzettelchen. Sie hingen überall, an den Wänden, Schränken und Türen, eben dort, wo sie mich an etwas erinnern sollten. Über dem Sofa, auf dem ich immer stillte, stand zum Beispiel in großen, deutlichen Buchstaben: immer beide Brüste!! Bei diesem Stichwort durchzuckte mich noch eine zweite Gewißheit. Ich brauchte gar nicht hinzusehen, um zu wissen, daß ich nach dem Stillen wieder mal vergessen hatte, mein T-Shirt zuzuknöpfen.

Überflüssig zu erwähnen, daß Frederic die ganze Zeit aus vollem Halse geschrien hatte.

Das war für den armen Mann zuviel gewesen.

Dennoch war die Sache mit den Zettelchen eine große Hilfe. In meinem Beruf hatte ich sehr viel improvisiert und war damit immer durchgekommen. Generalstabsmäßiges Planen war nicht mein Ding. Damit war jetzt Schluß. Alltäglichkeiten gerieten zum organisatorischen Großprojekt, und die kleinsten Entscheidungen erforderten eine innere Konferenz. Nicht, daß ich etwas gegen Konferenzen hatte – aber doch bitte nicht im abgewetzten T-Shirt auf dem milchbesudelten Sofa! Wie sehnte ich mich wieder mal nach meinen Kostümen!

Apropos Kostüme! Als ich nur ein paar Tage später einen meiner ausgeleierten Still-BHs aus dem Schrank fischte, fiel mein Blick zufällig auf die adrett an der Stange hängenden

Kostüme. Sie kamen mir plötzlich vor wie fremdartige Objekte aus einer längst vergessenen Zeit. Unvorstellbar, daß man solche Dinger tragen konnte, mit denen man nicht mal gleichzeitig ein Kind stillen, eine Schüssel Wasser balancieren und telefonieren konnte.
Mehrere Dinge gleichzeitig zu tun, schien mir sowieso völlig normal. Das lag auch daran, daß ich keine meiner Pflichten so hoch einschätzte, daß man nicht noch nebenbei etwas anderes hätte tun können. Als ich noch Nachrichtenfilme gemacht hatte, ja da war das etwas anderes gewesen. Jedes Telefonat hatte eine staatstragende Bedeutung, jeder Gedanke forderte höchste Konzentration, und natürlich bemühte man sich bei jedem Beitrag um annähernde Perfektion. Schließlich gab es Millionen von Zuschauern. Jetzt hatte ich nur noch einen Zuschauer. Und den juckte es nicht, ob meine Äußerungen gut recherchiert und meine Schlußfolgerungen logisch waren. Solange ich zu dem Ergebnis kam, daß mein Kind nicht hungrig in einer verschissenen Windel liegen sollte, war es Frederic egal, wie ich ihm das präsentierte.

Sisyphus muss eine Hausfrau gewesen sein

Ich war oft schrecklich erschöpft. Wohlmeinende Menschen rieten mir, mich hinzulegen, wenn Frederic mal schlief. Aber ich konnte Dirk doch nicht das Abendessen auf den marmeladeverklebten Tellern vom Frühstück servieren. Und der Geruch von gegorener Butter an den Messern war nicht gerade appetitlich. Auch wenn ich noch so müde war, auf Eßkultur legte ich großen Wert. Man hatte dabei zwischen all dem Gespucke und Gebrüll ab und zu das Gefühl, zivilisiert zu sein.

Aus dem gleichen Grund entwickelte ich ein nie gekanntes Bedürfnis nach Ordnung und Sauberkeit im Haushalt.
Haushalt, das entsteht immer erst dann, wenn man zu Hause ist; wenn man kocht, um dann zu spülen, wenn man Dreck macht, um dann staubzusaugen, und wenn man pausenlos Kinderkleider wäscht. Bevor das Baby kam, hatte ich mich immer stolz zu jenen Frauen gezählt, die Beruf und Haushalt spielend unter einen Hut bringen. Jetzt erkannte ich, daß ich gar nicht »gehaushaltet« hatte. Für das Grobe gab's eine Putzfrau, für die Fenster einen Fensterputzer, Mittagessen fiel aus, und abends überließ ich das Kochen oft dem phantastischen Italiener gleich gegenüber.
Außerdem war den ganzen Tag keiner zum »Dreckmachen« zu Hause. Das bißchen Arbeit, was immer anfällt, erledigte ich mit Dirk am Wochenende. Was war daran so toll?
Seit ich mit dem Baby zu Hause war, wirbelte ich den ganzen Tag. Darum wollte ich, verdammt noch mal, daß man es irgendwie sieht. Warum gab es denn hier keinen Chef, der einen ab und zu für eine erledigte Aufgabe lobte? Im Gegenteil. Kaum hatte ich das Chaos beseitigt, fing es gleich wieder von vorn an.
Wenn ich die Wohnung einmal halbwegs ordentlich hatte, wollte ich am liebsten bis zum Abend nichts mehr anrühren, damit es wenigstens ein paar Stunden sauber blieb.
Außerdem sollte Dirk sehen, was ich den ganzen Tag geschafft hatte. Blöd war nur, daß er die Wohnung morgens aufgeräumt verließ. Wenn er dann abends in eine aufgeräumte Wohnung zurückkam, mußte er den Eindruck haben, ich hätte den ganzen Tag keinen Finger gerührt.
Ein Chaos inszenieren, das ich vor seinen Augen geschwind aufräumte, damit er sah, was er für eine patente Geliebte, Hausfrau und Mutter seines Kindes hatte? Das schien mir dann doch ein bißchen zu übertrieben.

Ich hoffte inständig, er würde meine täglichen Bemühungen auch so erkennen.
Unbeleckt von meinen schweren Kämpfen als Hausfrau kam Dirk abends total erschöpft nach Hause. Mit der Zufriedenheit eines ehrlich arbeitenden Mannes ließ er seine Klamotten völlig relaxed genau in der Mitte des Wohnzimmers auf den Boden fallen. Das hätte er nicht tun sollen. »Das ist ein Affront gegen mich, eine Mißachtung meiner Arbeit, eine bodenlose Ignoranz! Ich verlange sofort, daß du deine Sachen dort wegnimmst!« Dirk war völlig irritiert. Er konnte sich nicht erklären, was ich plötzlich gegen diese (Un-)Sitte hatte, die ich zudem noch vor wenigen Monaten selbst praktiziert hatte.
Erschrocken riß er die Kleider an sich. Um die Situation zu entschärfen, fragte er in einem Ton, in dem man Kinder besänftigt: »Liebling, was hast du heute denn alles gemacht?« Da flippte ich total aus. Was sollte ich denn auf diese Frage antworten? Sollte ich als studierte Diplomsportwissenschaftlerin und volontierte Fernsehredakteurin meinen Tagesablauf allen Ernstes wie folgt beschreiben: »Liebling, ich habe geputzt, gewaschen, gekocht, unser Kind gefüttert, gewindelt, gewogen, ausgefahren, um es danach zu füttern, zu windeln, zu wiegen und diesen Vorgang in derselben Reihenfolge noch mehrere Male zu wiederholen?«
»Bitte frag mich das nie wieder«, quetschte ich mit dem letzten Rest meiner Beherrschung hervor.
Dirk und ich erklärten die Frage nach meinem Tagesablauf zu einem Tabu.

Ein Himmelreich für einen Kaffee

Ich versuchte das erste Mal in meinem Leben, Zeit totzuschlagen. Ich zählte oft die Stunden, bis Dirk endlich heimkam und ich das Baby mal abgeben konnte. Das machte mich irgendwie fassungslos, weil ich früher immer das Gefühl gehabt hatte, die Tage seien viel zu kurz. Ich beschloß, etwas gegen diese Gleichförmigkeit zu tun. Mein Tag brauchte wieder Höhepunkte. Als erstes wollte ich eine geregelte Kaffeepause am Vormittag einführen.

Am nächsten Tag bemühte ich mich, den Großteil meiner Arbeit schon frühmorgens zu erledigen. Schließlich mußte ich mir meine Kaffeepause verdienen. Momente ganz allein für mich waren mir so fremd geworden, daß ich dabei fast das Gefühl hatte, etwas Unanständiges zu tun.

Nicht, daß mich das jemals an etwas gehindert hätte. Aber selbst Sünden machen mehr Spaß, wenn man einen triftigen Grund dafür hat. Ein schlechtes Gewissen ist doch der größte Spaßkiller. Mit dem porentiefreinen Gewissen einer seit den frühsten Morgenstunden agierenden Hausfrau näherte ich mich gegen halb zehn der Einführung meiner revolutionären Neuerung. Minute für Minute wurde ich nervöser, weil ein einziger Einflußfaktor meinen Plan zunichte machen konnte. Dieser Einflußfaktor strahlte mich vergnügt aus seinem Bettchen an und schien zusehends munterer zu werden. Es sah sogar ganz nach einem unerklärlichen Energieschub aus. Das war aber die falsche Entwicklung. Er sollte doch müde werden.

Wahrscheinlich hatte Frederic schon längst Lunte gerochen. Nicht, daß ich meinem Säugling Boshaftigkeit unterstellte. Er hatte von Anfang an ein äußerst einfühlsames Gespür für

meine Bedürfnisse. Schade nur, daß er es meist dazu benutzte, mir einen Strich durch die Rechnung zu machen.
Angespannt wartete ich schon minutenlang bei Frederic auf die ersten Anzeichen von Müdigkeit. Mein Puls erhöhte sich wie in alten Wettkampfzeiten. Ich schwitzte.
Wir begannen, uns zu belauern. Ich belauerte Frederic, ob ihm endlich die Augen zufielen, und er belauerte mich, ob ich Anstalten machte, mich aus seinem Dunstkreis zu entfernen. Es war ein ausgewogener Kampf. Er hatte mehr Ausdauer und Energie, ich hatte einunddreißig Jahre mehr Lebenserfahrung. Außerdem hatte ich – im Gegensatz zu ihm – an der Uni zwei Semester »Versuchsplanung« belegt. Daher wußte ich, wie man ein Experiment – als solches betrachtete ich den Umgang mit meinem Sohn in diesen schweren Zeiten – durchaus beeinflussen konnte. Ich kannte zum Beispiel den »Versuchskanincheneffekt«. Jemand, der sich beobachtet fühlt, reagiert natürlich prompt anders, als er es normalerweise getan hätte. Wollte ich also Frederic zu seinem Vormittagsschlaf bringen, mußte ich völlig unbeteiligt tun. Zur hypnotischen Unterstützung begann ich, mich im Zeitlupentempo zu bewegen und nur ganz schleppend oder gar nicht mehr zu reden. In solchen Momenten fragte ich mich häufig, was ich hier gerade machte und wie es dazu kommen konnte. Dieses Hadern mit meinem Schicksal verflog aber wieder sofort, sobald ich den Sieg errungen hatte: Frederic war eingeschlafen! Als erstes stellte ich das Telefon ab.
Zu oft war es mir passiert, daß jemand während meiner geheiligten Viertelstunde anrief, um mir irgend etwas völlig Unwichtiges zu erzählen. Meine kinderlose Freundin Sabine zum Beispiel. Sie hatte sich gerade von ihrem Freund getrennt und klagte mir am Telefon in allen Details ihren Liebeskummer. Natürlich hatte ich im Prinzip Verständnis für soviel Herzeleid. Das sagte ich ihr auch . »Aber andererseits hast du

so ganz ohne Mann die Chance, auch die nächsten Jahre keine Kinder zu kriegen.« Sabine verstand den Sinn meiner Worte nicht. Zumal sie sich sehnlichst Kinder wünschte. Das konnte ich wiederum in diesem Moment nicht nachvollziehen. Als ich meiner leidenden Freundin dann noch bedeutete, ich müsse jetzt leider auflegen, weil es Zeit für meine Kaffeepause sei, herrschte Schweigen am anderen Ende der Leitung. Mir war natürlich klar, daß sie dachte, ich würde sowieso den ganzen Tag Kaffee trinken und meinem Säugling beim Schlafen zusehen. Sabine meldete sich lange Zeit nicht mehr. Mit Sicherheit hielt sie mich für durchgeknallt. Sie wußte gar nicht, wie recht sie hatte.

Besonders unangenehm waren mir Anrufe von Kollegen. Wie sollte ich ihnen erklären, daß ich das Ergebnis einer Landtagswahl total verschwitzt hatte, weil mein Baby nicht mehr aufhörte zu schreien? Wie sollte ich meiner Kollegin erklären, daß ich über dem großartigen SPIEGEL-Artikel, den sie mir geschickt hatte, eingeschlafen war? Wie sollte ich ihnen erklären, daß es mir schleierhaft war, wie jemand nach 21.00 Uhr noch die Augen offenhalten konnte?

Wie sollte ich ihnen erklären, daß eine kleine Person, die weder sprechen noch laufen noch denken konnte, bei uns völlig die Herrschaft übernommen hatte?

Das kann man keinem normalen Menschen klarmachen. Also versuchte ich es erst gar nicht. Irgendwann, dachte ich, irgendwann werdet ihr auch Eltern. Und solltet ihr jetzt über mich lästern, werdet ihr eines Tages heftig Abbitte leisten und wünschen, ich möge euch verzeihen.

Wenn ihr dann mit versabberten T-Shirts und strähnigen Haaren abends auf verschmierten Sofas dahinvegetiert, eure plärrenden Bälger auf den müden Knien, begeistert aufspringend, wenn eines sein »Bäuerchen« gemacht hat, werde ich mit Dirk im kleinen Schwarzen schon wieder in die Oper gehen!

Diese Gedanken behielt ich allerdings für mich. Ich begnügte mich wie gesagt damit, das Telefon abzustellen. Dann mußte ich gar keine Erklärung abgeben.
Und konnte meinen Kaffee in Ruhe genießen.
Hatte ich endlich alle weltlichen Störfaktoren ausgeschlossen, ließ ich mich völlig erleichtert an unserem Bistrotisch in der Küche nieder, vor mir den frischgebrühten, heißen Kaffee. Manchmal, wenn ich gut drauf war, zog ich mir meine Stöckelschuhe an und schlug lasziv die Beine übereinander. Sah ich dann an mir herunter, hatte ich plötzlich die Vision, ich säße in einem Café in der Stadt, ordentlich angezogen und ganz ohne schlechtes Gewissen. Ein gutaussehender Kellner würde mich nach meinen Wünschen fragen und sie umgehend erfüllen. Er würde mich weder anspucken noch vollpinkeln, er würde nicht anfangen zu kreischen, und er würde nicht nach meiner Brust verlangen. Er würde mich einfach wie einen Menschen behandeln.

Von der Schwierigkeit, mit einem Baby vor die Tür zu gehen

Diese Tagträume wurden mein bester Freund. Sie ließen mich schön, schillernd und charmant erscheinen, ungestört von den Niederungen des Alltags. Ohnehin war es mir lästig, ständig so profane Dinge wie Einkaufen planen und realisieren zu müssen. Zumal ich mich, wenn ich ehrlich zu mir war, davor ein wenig fürchtete.
Am Anfang traute ich mich gar nicht aus dem Haus. Ich stellte mir immer vor, Frederic würde mitten im Geschäft anfangen zu schreien. Alle Leute würden mich anschauen und er-

warten, daß ich etwas dagegen tue. Frederic ließ sich aber manchmal nicht beruhigen. Schon allein der Gedanke an eine solche Situation trieb mir den Schweiß auf die Stirn.
Außerdem hatte Frederic es sich zur Gewohnheit gemacht, seine Windel vollzumachen, sobald wir die Wohnung verließen. Er trat sozusagen beim Austreten aus.
O nein, das war keine Provokation! Der Kleine war doch noch so unschuldig. Und genau deshalb, freute ich mich still, würde er auf meinen kleinen Trick reinfallen. Die Welt will betrogen sein, also betrüg sie! Als ich das nächste Mal wegwollte, ging ich mit Frederic, noch bevor ich ihn richtig angezogen hatte, durch die Haustür. Kaum waren wir draußen, stieg mir der bekannt säuerliche Geruch der gefüllten Windel in die Nase. Der Duft einer Rose hätte mich in diesem Moment kaum mehr erfreut. Euphorisch ging ich wieder in die Wohnung und machte ihn für unseren Ausflug fein. Ich war schon ein gerissenes Stück, fand ich.
Als wir wenig später durchs Treppenhaus gingen, konnte ich mir ein kleines Schmunzeln nicht verkneifen. Sanft küßte ich dieses zarte Geschöpf auf das Köpfchen. »Man muß eben mit ihm umzugehen wissen«, dachte ich bei mir. Und: »Ein bißchen Pfiffigkeit gehört zur Erziehung nun mal dazu.« Plötzlich hörte ich dieses Geräusch. Es irritierte mich jedesmal. Man nennt es verniedlichend »Bäuerchen«. In Wirklichkeit hört es sich aber so an, als käme es aus der Kehle eines Zwei-Zentner-Kerls. Diesmal spuckte der Kerl auch noch dabei. Und zwar reichlich, genau auf meine Bluse.
Ich hätte heulen können. Doch diese Blöße wollte ich mir nicht geben. Kein Problem, dachte ich tapfer, ab heute hängt eben immer eine Ersatzbluse im Treppenhaus.
Das war bei mir der Anfang dieser Kette von wunderlichen Handlungsweisen, die man nur bei Eltern kleiner Kinder findet und die auch nur von solchen verstanden werden.

Kaum auszudenken, was Herr Wamboldt dachte, wenn er das nächste Mal durchs Treppenhaus ging.
Das Einkaufen überließ ich sowieso lieber Dirk. Ich war überhaupt nicht scharf darauf, Frau Meyer von der Metzgerei zu treffen. Statt anerkennender Worte zollte sie mir immer tiefes Mitgefühl, wenn sie mein blasses Gesicht sah. Meistens erzählte sie dann noch ein bißchen von der Geburt ihres Sohnes Thomas, die auch so schwer war. Von Bewunderung keine Spur. Wenn die wüßte, daß sie noch vor kurzem eine Hauptrolle in einem »Superwoman-Anke«-Tagtraum hatte!

Und immer das schlechte Gewissen

Als ich es nach ein paar Wochen endlich geschafft hatte, meinem Alltag so etwas wie einen Ablauf zu geben, plagte mich sofort mein intellektuelles Gewissen. Gönnte ich mir mal ein Päuschen, um zu lesen, mußte es mindestens die FAZ sein. Schon nach dem dritten Satz aber begann ich darüber nachzudenken, daß ich eigentlich noch staubsaugen, spülen und bügeln mußte. Außerdem übte das Fernsehen eine unwiderstehliche Anziehung auf mich aus. Vor allem die Vormittagsserien von »Dallas«. Fernsehen am Morgen. Was für ein Luxus! Und dann auch noch so etwas absolut Überflüssiges wie »Dallas«. Dazu hatte ich nie die Zeit gehabt, und keiner meiner Bekannten konnte sich das je leisten. Das hatte was von »sich gehenlassen«, etwas Verschwenderisches, Unvernünftiges. Diese bescheidene Form der Grenzüberschreitung hatte schon immer einen unwiderstehlichen Reiz auf mich ausgeübt. Die sündhaft teuren Klamotten in meinem Schrank konnten Geschichten davon erzählen.

Genauso war es jetzt mit »Dallas« am Morgen.
Um mein schlechtes Gewissen halbwegs zu beruhigen, bügelte ich häufig während der Sendung.
Dann hatte ich wenigstens etwas »Produktives« getan.
Also keine FAZ, kein SPIEGEL, dafür an besonders willensschwachen Tagen auch noch die BILD-Zeitung. Die großen Schlagzeilen konnte ich trotz meiner permanenten Müdigkeit erkennen und sogar begreifen. »142 000 MARK AN DER WÜRSTCHENBUDE VERGESSEN« oder »BANKDIREKTOR SCHLUG DEN RÄUBER EINFACH K.O.« Das ist doch leicht nachzuvollziehen, oder?
Um meine Seriosität zu wahren, hörte ich regelmäßig die Radionachrichten. So war ich immer up to date und konnte trotzdem meiner »Dallas«- und »BILD«-Sucht frönen. Wieder eine dieser merkwürdigen Verhaltensweisen; eine Mischung aus Nachgeben und Vertuschen, die regelmäßig ein schlechtes Gewissen hinterließ.
Es gab überhaupt plötzlich Tausende von Möglichkeiten, ein schlechtes Gewissen zu haben.
Ein schlechtes Gewissen, wenn ich mein Baby länger als eine Minute schreien ließ (Rabenmutter!!), ein schlechtes Gewissen, wenn ich Knoblauch gegessen hatte (Blähungen!!), ein schlechtes Gewissen, wenn die Wohnung nicht in Ordnung war (Schlampe!!), ein schlechtes Gewissen, wenn ich den Job nicht vermißte (doch keine Karrierefrau!!), ein schlechtes Gewissen, wenn ich keine Lust auf Sex hatte (schlechte Ehefrau!!), und ein schlechtes Gewissen, weil ich sie manchmal alle zum Teufel jagen wollte!

MUT ZUR VERÄNDERUNG

Was war eigentlich mit mir passiert? Wo war denn die glückliche, junge (?) Mutter? War das vielleicht alles ein Fehler gewesen?

Was hatte ich eigentlich erwartet?

Ich hatte vor allem erwartet, glücklich zu sein. Mein Baby war für mich persönlich wie ein Sahnehäubchen auf meine, wenn auch bescheidene, Karriere. Oft hatte ich in der Redaktion am Schreibtisch gesessen und mir ausgemalt, wie ruhig und harmonisch es mit einem Baby sein würde. Vor allem, wenn ich mich wieder mal so richtig geärgert hatte, so sehr, daß mir der Ärger direkt in den Magen ging. Das waren Momente, in denen ich spürte, daß mein Job auch an meine Gesundheit ging und daß ich mir bald eine Auszeit nehmen mußte. Diese Auszeit, das sollte mein Baby sein: ruhige, beschauliche Tage, jede Menge Balsam für die Seele und vor allem nicht dieser tägliche Kampf um Macht und Durchsetzung. Nach dem ständigen »sich beweisen müssen« im Beruf sollte das Baby die Belohnung sein.

Diese Einstellung teilen unbewußt sehr viele Frauen. Als ich vor ein paar Tagen bei uns in der Redaktion vorbeischaute, traf ich eine Kollegin von einem anderen Sender. Sie ist einunddreißig, heiratet noch in diesem Jahr und versicherte mir, »auch irgendwann Kinder« zu wollen. Sie sagte das genau so, wie ich es damals selbst empfunden hatte: Kinder gönnt man sich »irgendwann«, wenn man die Hauptarbeit für sein Leben, will sagen Karriere, getan hat. Was meine Kollegin nicht weiß: Sie wird auch für ihr Baby all ihre Kraft brauchen. Es wird nicht der Pfiff zur Auszeit, sondern der Anpfiff zu einem neuen Spiel werden. Ein ganz anderes Spiel, das andere Fähigkeiten von ihr fordert, das aber mindestens genauso anstrengend ist.

Diese Lektion mußte ich mühsam lernen. Es war aber noch etwas anderes, das mir Kopfzerbrechen bereitete: meine eigene Veränderung.
Daß sich mein Leben, mein Tagesablauf verändern würde, war mir klar, aber daß ich mich verändern würde, hatte ich nicht gewußt. Genauer gesagt, wollte ich es vermeiden. Ich wollte – wie schon in der Schwangerschaft – dieses unglückselige Image von der völlig veränderten, gluckenhaften und ausschließlich an ihren Kindern interessierten Mutter entschlossen bekämpfen. Ich wollte auch mit Kind in meinem Beruf arbeiten, ich wollte genausooft abends weggehen, ich wollte flexibel und interessiert an allem bleiben, ich wollte meine Freundinnen behalten, ich wollte keine Glucke werden.
Kurz, ich wollte so bleiben, wie ich war. Das ging aber nicht, und diese Tatsache war ein ständiger Quell der Unzufriedenheit.
Mehr noch, ich entschuldigte mich pausenlos für alles. Redete ich am Telefon länger als eine Minute über mein Baby, bat ich um Verständnis: »Sorry, ich wollte dich nicht mit meinem Babykram langweilen!« Dabei hatte ich früher stundenlang über meinen Job geredet, ohne auf die Idee zu kommen, daß es mein Gegenüber langweilen könnte. War ich beim Spazierengehen in Jeans und T-Shirt unterwegs, log ich: »Ich bin gar nicht zurechtgemacht, wollte nur schnell was einkaufen.« Dabei hätte kein vernunftbegabter Mensch von mir verlangt, den Kinderwagen in Minirock und hochhackigen Schuhen drei Stockwerke runterzutragen.
Wollte eine gutmeinende Freundin mich abends ins Kino entführen, gebrauchte ich eine Ausrede: »Geht leider nicht, Dirk kommt heute später nach Hause.« Meine allabendliche Erschöpfung war nicht nur der wahre, sondern ein mindestens genauso legitimer Grund.

Was war an dieser Art von Veränderung so schlimm? Die meisten der mir bekannten Zeitgenossen betrachteten Veränderung im allgemeinen als etwas Positives, Erstrebenswertes, als ein Zeichen von Flexibilität – vorausgesetzt allerdings, diese Veränderung ging nicht in Richtung Privates und Familie. Das galt als spießig. Und das war das Schlimmste aller Etiketten.

Ist es nicht vielleicht auch ein bißchen so, daß sich andere bei soviel Privatheit ausgeschlossen fühlen? Sind unsere Babys, die uns plötzlich so immens viel bedeuten, nicht auch Rivalen für unsere Bekannten und Freunde? Ist da womöglich ein Funken Neid, wenn uns Ehrgeiz und Karriere nicht mehr auffressen, weil etwas Wichtigeres in unser Leben getreten ist? Sind wir nicht plötzlich unbequem, wenn wir nicht mehr über die gleichen Themen wie früher reden? Und was heißt: »Immer das Gleiche«? Die Geschichten aus der Redaktion waren für mich auch immer die gleichen.

Ich hatte es satt, mich für eine Veränderung zu rechtfertigen, die mir nicht nur natürlich, sondern als Zeichen von Offenheit und Lebensfreude erschien. Genau, Lebensfreude! Auch wenn ich meine Lage oft genug beklagte, schien mir mein Leben so intensiv an Empfindungen und Erlebnissen, daß es weiß Gott der Lebensfreude bedurfte, sich darauf einzulassen.

Mutterwerden ist so etwas wie eine Revolution. Und jemand, an dem eine Revolution spurlos vorübergeht, ist entweder dumm oder ignorant.

Diese hausgemachte Weisheit, auf die ich noch heute ein bißchen stolz bin, überzeugte mich endgültig von der Richtigkeit meines Tuns.

Na klar, ich veränderte mich, und das war spannend und eine große Chance, das Leben neu zu entdecken. Immer hatte ich auf Veränderung, auf sogenanntes Fortkommen gedrängt.

Jetzt hatte ich all dies in einem atemberaubenden Tempo. Wenn ich schon Mutter war, wollte ich das auch genießen und damit das ganze Spektrum der Gefühle.

ZART UND VERLETZLICH WIE NIE ZUVOR

Es fiel mir zum ersten Mal auf, als ein Bekannter das Wort »kacken« benutzte und dabei von meinem Baby sprach. Auch wenn ich mir gleichzeitig für diese Empfindlichkeit ein wenig lächerlich vorkam, war ich von der Roheit dieses Wortes getroffen. Es stand in krassem Gegensatz zu meinen Gefühlen gegenüber meinen Kindern. Unendlich zart, behutsam und intensiv empfand ich für Frederic und Geraldine. Alles an ihnen war zart: ihre weiche, duftende Haut, ihre kleinen Händchen, ihr Atmen und ihr Lächeln. Und so zart wie sie waren, so verletzlich waren sie gleichzeitig. Damit war auch ich verletzlich.

So verletzlich wie nie zuvor in meinem Leben. Gegen Angriffe auf mich hatte ich mich zu wehren gelernt, aber wenn jemand meine Kinder angriff oder sie auch nur grob behandelte, war ich schutzlos meinen Gefühlen ausgeliefert.

Dann spürte ich tatsächlich ein Ziehen in der Herzgegend.

Nicht auszudenken, wenn jemand meinen Kindern Gewalt angetan hätte. Dann hätte ich total durchgedreht. Es war schon erstaunlich. Da hat man es im Laufe vieler Jahre fertiggebracht, Empfindlichkeiten abzubauen, Narben zu verstekken und Angriffe mit Gegenangriffen zu beantworten, und nun kamen zwei so kleine Menschlein und rissen den schützenden Panzer einfach auf.

Dirk teilte diese Empfindung mit mir.

Eines Abends kam er völlig aufgelöst nach Hause. Er erzählte mir empört, eine Kollegin von ihm habe den Namen unserer Tochter total runtergemacht. Anlaß der Aufregung war wohl eine völlig harmlose Unterhaltung der Kollegen über die Namen ihrer Kinder.

Die Tochter einer Kollegin heißt Anna. Irgend jemand muß ziemlich undiplomatisch bemerkt haben, Anna sei aber ein häufig vorkommender Name.

Annas Mutter war darüber sehr entrüstet. Sie holte zum Gegenschlag aus. »Schaut euch mal Dirks Tochter an. Geraldiiin!! Das ist doch total kitschig, pompös und klingt nach Schaustellerei!« Das ließ sich Dirk nicht bieten. »Wenn ich später mal auf dem Spielplatz meine Tochter rufe, kommen jedenfalls nicht fünf Bälger gleichzeitig angerannt!« verteidigte er sich.

Als er mir das erzählte, war ihm deutlich anzumerken, daß sein stolzes Vaterherz weniger den Namen an sich als seine Tochter gegen diesen Angriff so entschlossen verteidigt hatte. Es tat ihm einfach weh, wenn jemand sein »Dinchen« (so nennt er sie zärtlich) kritisierte. Dirk war aber auch offensichtlich über sich selbst überrascht. Nie hatte er geglaubt, daß er sich einmal wegen eines Namens mit jemandem streiten würde.

Es sei denn, es handelt sich um die Namen seiner Kinder.

Ich kannte diese Empfindung schon aus der Schwangerschaft mit Geraldine, als ich nach der Fruchtwasseruntersuchung das Bedürfnis hatte, sie gegen alle Welt zu verteidigen. Es ist die Mischung aus Liebe und Angst vor Verlust, die dieses bittersüße Gefühl hervorbringt.

Es ist warm, beglückend und schmerzt ein wenig.

Die neue Ängstlichkeit – der Alptraum, dem Baby könne etwas passieren

Dirk und ich waren mit Frederic bei Freunden zu Besuch. Die Kinder lagen in der Mitte des Raumes auf der Krabbeldecke und glucksten zufrieden. Unruhig schweifte mein Auge umher. Ich versuchte ihr zuvorzukommen, der Gefahr, die überall lauerte. Manchmal kam sie ganz harmlos im alltäglichen Gewande daher, manchmal war sie ganz offensichtlich und somit schnell zu enttarnen. An diesem Nachmittag war es die harmlose Variante. Es war die Lampe an der Dekke. Sie hing ganz genau über dem Kopf meines Sohnes. Sie hing seit Jahren an dieser Stelle. Aber was, wenn sie sich plötzlich löste, herunterkrachte ...? Weiter konnte ich nicht denken. Mir wurde ganz heiß. Fieberhaft überlegte ich, wie ich meinen Sohn ohne großes Aufsehen aus der Gefahrenzone bringen konnte. Denn daß die anderen für meine mütterliche Hellsichtigkeit kein Verständnis haben würden, war mir klar. »Ich glaube, in der Mitte des Zimmers zieht es ein wenig, laßt uns die Decke etwas herüberziehen!« Diesmal hatte ich das Schlimmste verhindert.

Ich machte mich fertig zum Einkaufen. Frederic saß schon angeschnallt auf dem Kindersitz hinten im Auto. Während ich meine Lippen noch schnell schminkte, fuhr in unserer Straße ein Auto heran. Kurz vor unserem parkenden Auto verlor der Fahrer die Gewalt übers Steuer und krachte voll in die Seite, wo Frederic saß ...

Litt ich an Wahnvorstellungen? Hunderte solcher Phantasien verfolgten mich, seit ich Kinder hatte. Manchmal waren sie so absurd, daß ich mich fragte, ob ich noch ganz bei Trost bin.

So wie bei der Reklame für die Goldene 1. Ein Vater tritt aus Wut den Ball seiner Kinder weg, der dann zwischen zwei Pfosten, gegen ein Geländer, danach gegen einen Baum und schließlich auf den gedeckten Tisch mit dem teuren Geschirr fällt. In diesem Wahrscheinlichkeitsbereich bewegten sich auch meine Angstphantasien.

Besonders beklemmend war ein immer wiederkehrender nächtlicher Traum:

Ich gehe mit Frederic spazieren. Plötzlich ist er verschwunden. Ich suche ihn fieberhaft und finde ihn am Ufer eines Flusses. Ertrunken. Ich hebe den kleinen Körper hoch und stoße einen gellenden Schrei aus. Davon wache ich auf. Mein Herz rast, mein Nachthemd ist durchgeschwitzt, ich bin völlig fertig. Nur mit Mühe vertreibe ich das Nachtgespenst. Als es endlich davonhuscht, erkenne ich es erst: Es war das schlechte Gewissen. »Du paßt nicht genug auf dein Kind auf!«

Im jeweils ersten Jahr war die Angst vor dem plötzlichen Kindstod am schlimmsten. Ich glaube, ich habe seit fast drei Jahren keine Nacht fest geschlafen. Kein Schnaufen, kein Weinen, kein Husten meiner Kinder ist mir nachts jemals entgangen. Und waren die Babys still, schlich ich mehrere Male in der Nacht an ihr Bettchen, um zu hören, ob sie noch atmen. Es ist, als habe ich einen zusätzlichen Sinn entwickelt, den »Kinderüberwachungssinn«.

Ich bin nie mehr restlos entspannt. Immer auf der Hut vor möglichen Gefahren. Fast kommt es mir vor, als habe sich mein Ich um zwei kleine Persönchen erweitert. Ich passe jetzt immer für drei auf.

Die neue Sentimentalität

Wenn ich ehrlich bin, war ich ja noch nie ein Held, was traurige Filme betrifft. Ich erinnere mich noch an das Scheidungsdrama »Kramer gegen Kramer« mit Meryl Streep und Dustin Hoffman. Dieser Film hat mich sehr mitgenommen, und da hatte ich noch keine Kinder.

Schon damals nahm ich mir vor, solche Themen künftig zu meiden, es sei denn, die Schauspieler rechtfertigen den Seelenschmerz. Jetzt hat sich meine Sensibilität noch einmal um ein vielfaches erhöht. Das Dumme ist nur, daß das offenbar überhaupt nicht dem Zeitgeist entspricht. Filme über das körperliche oder seelische Leid von Kindern sind im Moment geradezu der Renner. Heute abend hätte ich zum Beispiel folgende Auswahl gehabt:

Pro 7: *Grenzenloses Leid einer Mutter.*

Wegen eines illegalen Umzuges landet eine junge Mutter für drei Monate hinter Gittern. Ihre drei Kinder werden zur Adoption freigegeben.

Premiere: *Die andere Mutter.* Ein Säugling wird im Müll gefunden. Sozialarbeiterin Margaret nimmt sich des Babys an. Da fordert die drogensüchtige Khalia ihr Kind zurück.

SAT 1: *Katrin ist die Beste.* Naumann begegnet einem jungen Mann, der seinem ertrunkenen Sohn Peter zum Verwechseln ähnelt.

Ich hätte mich spontan für letzteres entschieden, weil da der Sohn wenigstens schon von Anfang an ertrunken ist und man nicht die grausamen Details mit ansehen muß.

Neulich kümmerte sich sogar der distinguierte Derrick um einen solchen Fall. Ein achtjähriges Mädchen wurde auf dem Heimweg gekidnappt, in einen Keller verschleppt, zwei Tage mißbraucht und anschließend ermordet. Und das zur besten Sendezeit um 20 Uhr 15.

Wenn das ZDF damit keine Probleme hat, warum dann ich? Das gleiche mit der Zeitung. Jeden Morgen dasselbe Spiel. Seite 1 – Politik, Seite 2 – Politik, Seite 3 – Nachrichten aus aller Welt. Und da geht es dann los: Kinderpornoring in Italien aufgedeckt – Wormser Kinderschänderprozeß fortgesetzt – Dreizehnjähriger erschlägt Fünfjährige, weil er sich für Hänseleien rächen wollte – Kinderkriminalität steigt ständig ... Auf Seite 3 sinkt meine morgendliche Laune oft endgültig auf den Nullpunkt. Ich verkrafte solche Nachrichten einfach nicht. Sie sind widerlich und beängstigend und geistern manchmal noch stundenlang in meinem Kopf herum.
Mir ist, seit ich Mutter bin, die Fähigkeit verlorengegangen, mich vor allzu belastenden Gefühlen zu schützen. Ich kann sie nicht mehr auf Distanz halten oder abschütteln. Alles geht direkt ins Herz.
Werde ich Zeuge, wie ein Vater sein Kind vor Wut anbrüllt, muß ich daran denken, wie viele Kinder mißhandelt werden. Sehe ich einen Obdachlosen auf der Straße, grübele ich über die Einsamkeit vieler Menschen nach. Höre ich vom Tod eines Kindes, verliere ich mich in dem Gedanken, was für ein Unglück das für die Eltern sein muß. Vor allem in den ersten Monaten gab ich mich diesen zehrenden Gefühlen derart hemmungslos hin, daß ich phasenweise regelrecht depressiv war.
Das ist zum Glück vorbei. Ich habe aufgehört, das Unglück der ganzen Welt zu beklagen.

Die neue Wut

Auch die Wut erfuhr durch meine Kinder eine beängstigende Steigerung. Nicht, daß ich dieses Gefühl nicht gekannt hätte. Im Gegenteil. Ich halte mich für ziemlich jähzornig. Es war schon früher immer dasselbe. Etwas oder jemand (meistens männlich) ärgerte mich so sehr, daß es in meinem Kopf zu pochen anfing. Dieses Pochen war die Einleitung für einen Wutausbruch, den ich dann nicht mehr steuern konnte. Ich stand regelrecht neben mir und wußte ganz nüchtern, daß ich jetzt gleich etwas tun würde, was ich später bereute. Trotzdem gab ich mich hemmungslos meiner Wut hin. Die Orgien von Entschuldigungen und Wiedergutmachungen, die anschließend immer folgten, veranlaßten mich allerdings, an mir zu arbeiten. Tatsächlich gelang es mir im Laufe der Jahre immer häufiger, in solchen Situationen die Kurve zu kriegen und mich wie ein zivilisierter Mensch aufzuführen.

Meine Kinder machten diesen Erfolg fast zunichte. Sie reizten mich bis aufs Blut, brachten mich bis an die Grenze meiner Beherrschung, um dann noch eins draufzusetzen.

Vor allem das Schreien meiner Babys löste bei mir eine nie gekannte Form von Streß aus. Als hätte ich für diesen Ton ein eigenes Sinnesorgan, das mir direkt unter die Haut und in den Kopf geht. Und die Botschaft lautet: »Mama, ich bin in höchster Not! So hilf mir doch!« Frederic schrie manchmal stundenlang so, ohne daß ich eine Ursache herausfand. Wenn das morgens schon losging, ich die Nacht wieder mal nicht geschlafen hatte, er in die Hose machte, sobald ich ihn gewickelt hatte und mir in den Bauch trat, weil er sich nicht wickeln lassen wollte, hätte ich zuschlagen können. Ich begann sein Verhalten als Provokation zu verstehen. Obwohl er noch so klein war, nahm ich es persönlich. Wenn man vierundzwanzig Stunden am Tag alles für sein Kind tut, völlig am

Ende seiner Kräfte ist, das Kind gefüttert, gewickelt und mit Zärtlichkeit überschüttet hat und es dann immer noch schreit, kann das kein Mensch aushalten.
Ich schlug tatsächlich manchmal mit der Faust auf den Wickeltisch, direkt neben Frederic. Oder ich schüttelte ihn und schrie ihn an. Jedenfalls verlor ich völlig die Beherrschung. Dabei bremste mich auch kein Mutterinstinkt. Es war einzig und allein mein Kopf, der die Bremse noch zog und Schlimmeres verhinderte. Damals dachte ich mir, daß sich kleine Babys recht häufig in Lebensgefahr befinden.
Und natürlich war er wieder da, mein ständiger Begleiter: das schlechte Gewissen. Jedesmal, wenn ich die Beherrschung verloren hatte, fühlte ich mich als elende Versagerin. Ich kam mir vor wie eine Suchtkranke, die wieder rückfällig geworden ist.
Als Dirk einmal eine solche Szene miterlebte, war er erschüttert. »Du kannst doch mit dem Kleinen nicht so umgehen. Er hat doch nur uns beide!« Diese Bemerkung, die natürlich strenggenommen nicht stimmte, rührte mich so sehr, daß ich sie mir jedesmal ins Gedächtnis rief, wenn ich auszurasten drohte. Der kleine Knirps hatte auf der ganzen weiten Welt nur uns beide!
So in die Verantwortung genommen, klappte die Selbstbeherrschung viel besser.
Es blieb aber, bis heute, die Erschütterung über mich selbst. Damals dämmerte mir, wie es dazu kommt, daß Mütter, die allein erziehen, die eine kleine Wohnung und mehrere Kinder zu versorgen haben, irgendwann zuschlagen. Es ist nicht zu entschuldigen, aber es ist zu erklären.

DIE NEUE LUST

Eines ist klar. Jeder muß sich an sein Kind erst gewöhnen. Auch wenn ich beide direkt nach der Geburt in mein Herz geschlossen hatte, in meinem Leben mußten sie erst noch einen Platz bekommen. Das war für mich schwieriger als ich dachte. Alle Welt sprach von süßen, kleinen Babys. Keiner hatte mir gesagt, daß die Kleinen erst mal alles von mir verlangen und nichts zurückgeben würden. Sie saugten mich aus wie einen Schwamm und gönnten mir nicht mal ein Bad zum Auftanken. Dadurch hatte ich natürlich das Gefühl des Gebrauchtwerdens. Das schmeichelte und verlieh mir das Gefühl von Macht. Aber mit Liebe hatte das nichts zu tun.

Die Liebe, die tatsächlich alles gibt und nichts verlangt, wuchs viel langsamer, ganz behutsam. Im gleichen Maße begann ich, meine Kinder zu genießen. Immer häufiger waren sie da, die Momente, in denen ich die Gewißheit hatte, daß meine Kinder das Beste waren, was mir jemals passiert ist.

Wenn mein Sohn so überschwenglich lacht, daß er kaum noch Luft bekommt, wenn er für ein Stück Schokolade das bezauberndste Kindergesicht dieser Welt macht, wenn er schluchzt, als sei die Welt untergegangen, weil ich ihm meinen Lippenstift verweigere, dann stockt mir vor soviel praller Energie der Atem.

Wenn dieser Knirps zu mir sagt: »Mama, du darfst niemals weggehen, sonst bin ich so alleine!«, dann bekomme ich plötzlich Herzprobleme. Und wenn er mir voller Entrüstung entgegenschleudert: »Mama, wenn du mich schimpfst, hab' ich so viele Tränen!« und mir gleich darauf droht: »Wenn du nicht lieb bist, dann worf ich dir auf den Kompost!«, schmelze ich nur so dahin.

Wenn meine Tochter mich morgens mit einem zärtlichen »Mamii« begrüßt, wenn sie ihr Köpfchen ganz zart an mein

Gesicht kuschelt und dabei genüßlich die Augen schließt, wenn dieses warme, runde Menschlein mir zärtlich einen feuchten Kuß auf den Mund drückt, denke ich manchmal tatsächlich, jetzt müßte die Zeit stehenbleiben.

Das, was sie tun und wie sie es tun, bezaubert mich regelrecht.

Frederic kommt angelaufen, streckt die Arme aus und zweifelt dabei keine Sekunde, daß ich ihn jetzt hochheben werde. Natürlich tue ich es. Und dann drückt sich dieser kleine Körper so fest und vertrauensvoll an meinen, als könne uns nie mehr etwas trennen. Er hat nicht den geringsten Zweifel an der Welt.

Geraldine weint abends manchmal, wenn ich sie schlafen lege. Sie jammert dann so lange und erbärmlich, daß ich es nicht mehr aushalte. Ich gehe in ihr Zimmer, hebe sie aus ihrem Bettchen und lege mich auf Frederics Bett. Sie liegt auf meinem Bauch, ihr Köpfchen auf meiner Brust, und ist ganz ruhig. In dieser Stellung verharre ich eine halbe Stunde. Im Zimmer ist es ganz still, und ich kann die Veränderung ihres Atmens hören, er wird immer ruhiger. In meiner Umarmung entspannt sich Geraldines Körper ganz langsam, bis er schwer wird.

Sie ist eingeschlafen.

Es ist die schönste Art, einem Menschen zu zeigen, daß man ihm vertraut.

Nebenbei bemerkt, kann ich diese Betrachtungsweise so manch unzufriedener Ehefrau nur ans Herz legen.

Doch es sind nicht nur die leisen, sanften Töne, die Dirks und mein Leben so bereichern.

Es steckt auch ein Menge lauter Lebensfreude darin.

Im Schwimmbad in dem Becken rumzutollen, in dem ich schon über zwanzig Jahre nicht mehr war, Frederic durch die Luft zu schleudern und dabei das kribbelnde Gefühl im

Bauch bei mir selbst wieder zu spüren. Mir beim Abendessen mühsam das Lachen zu verkneifen, wenn Frederic stolz sein lautestes Rülpsen zum besten gibt. Dirk sieht streng zu mir herüber, und Frederics Gesicht blinzelt spitzbübisch. Mein Sohn weiß genau, daß ich eigentlich lauthals lachen möchte. Überhaupt lache ich wieder viel mehr, seit ich Kinder habe. Es ist eine wahre Lust.

Diese Lust ist verschwenderisch in mein Leben getreten, seit ich Mutter bin, und ich muß zugeben, daß sie süchtig macht. Es gibt tausend Momente am Tag, in denen ich denke: »Das müßte man jetzt festhalten« oder »Kein Regisseur könnte das besser inszenieren«.

Manchmal sind es einfach nur Bilder: Dirk und Frederic sind an einem sommerlichen Nachmittag gemeinsam im Garten auf der Liege eingeschlafen; der kleine Körper liegt an dem großen wie in einer Kuhle; Geraldine in einem weißen, herzallerliebsten Batistkleidchen, die Zöpfe so verrutscht, daß sie den kleinen Teufel in ihr enttarnen; vier dicke, kleine Füßchen, die aufgeregt hinter dem Bettuch an der Wäscheleine rumtrampeln, in der freudigen Erwartung, daß die Mama fürchterlich erschrecken wird, wenn sie gleich aus ihrem Versteck hervorkommen werden; eine dicke Träne, zurückgeblieben auf einem kleinen erhitzten Bubengesicht, das schon nichts mehr weiß von dem Kummer, zu dem diese Träne gehörte.

Diese Bilder haften für immer. Ich weiß in diesen Momenten, daß ich sie niemals vergessen werde. Und keiner kann sie mir jemals wieder nehmen.

LEBEN

NIE MEHR ALLEIN

Als mein Sohn damals das Licht dieser Welt und damit mein Antlitz erblickt hatte, hielt ich diesen Vorgang für den Beweis einer herzergreifenden Hilflosigkeit und Unschuld.

Aber das war natürlich nur eine dieser gefühlsduseligen Fehldeutungen; Frederic prägte sich vom ersten Moment an ganz gezielt jenes Gesicht ein, dem er die nächsten Jahre gnadenlos folgen würde. Jetzt würde ich nie mehr allein sein! Nie, das heißt auch nie. Nicht beim Duschen, nicht auf der Toilette, nicht beim Schlafen.

Unsere getrennten Schlafzimmer, einst Attribute persönlicher Freiheit in unserer ehelichen Gemeinschaft, luden die Kinder dazu ein, nachts nicht nur zu uns, sondern auch zwischen uns hin und her zu wandern. Das belebte unser Nachtleben ungemein.

Dirk und mir war aber nicht immer nach der nächtlichen Umarmung unseres anhänglichen Nachwuchses zumute. Dann flüchteten entweder er oder ich in eines der Kinderbetten. Oft konnte ich abends nicht sagen, in welchem Bett ich nachts landen würde.

So verwegen war ich in meinem ganzen Leben noch nicht gewesen.

Eines Nachts kam ich sehr spät von einem sehr netten Treffen mit meiner Freundin Barbara nach Hause. Ich war leicht angeheitert, bester Laune, und mein Parfum roch meiner Meinung nach erst jetzt richtig betörend. Die besten Voraussetzungen, um vor der Nachtruhe einen Abstecher in Dirks Zimmer zu wagen.

Sorgfältig entkleidete ich mich im Dunkeln, um dann verführerisch wie eine nächtliche Erscheinung an das Bett meines Gatten zu treten.

Als ich hineingegangen war, hatte ich Dirk nicht gleich erkennen können. Ganz nah trat ich an sein Bett, und je näher ich kam, desto weniger konnte ich die Wölbungen von Decke und Körperteilen einander zuordnen. Als ich mich dann schließlich wie eine kurzsichtige Alte wenig elegant über sein Bett beugte, sah ich nur noch ein kleines Gesicht mit einem großen Schnuller mittendrin. Ich kam mir vor wie Rotkäppchen, bloß umgekehrt.

Zum Glück bewohnen wir kein Schloß. So fand ich Dirk gleich nebenan im Bett von Frederic, der wiederum in meinem Zimmer lag. Aber da fühlte ich mich schon nicht mehr so wahnsinnig sexy. Dirk hatte mich beobachtet, als ich hüftschwingend in sein Zimmer stolziert war. Jetzt hatte er sich die ganze Zeit auf mein dummes Gesicht gefreut.

Was das betrifft, kam mein Mann in jener Nacht voll auf seine Kosten.

Ansonsten zog ich mich brav in mein Schlafgemach zurück. Wenn ich ehrlich war, hatte ich mir sowieso bei Dirk vor allem erhofft, meine ewig kalten Füße gemütlich aufzuwärmen.

Das konnte ich genausogut in meinem eigenen Bett, denn dort hatte Frederic schon Aufwärmarbeit geleistet. Der Nachteil gegenüber Dirk lag allerdings darin, daß Frederic immer nur eine ganz kleine Fläche meines Bettes aufwärmte. Das würde für meine Füße da unten kaum reichen.

Dafür wärmte er jede Nacht meine Ohren. Er umklammerte sie aus irgendeinem mir ewig verborgen gebliebenen Grunde. Sobald Frederic müde wurde, griff er mir an die Ohren und hielt sie fest. Das war für mich weder physisch noch psychisch ganz einfach. Diese Vorliebe meines Sohnes erforderte von mir während der ganzen Nacht eine äußerst unbequeme Lage und förderte Alpträume. Zum Beispiel, daß mich meine Lehrerin in der ersten Klasse am Ohr durch den Klassenraum gezerrt hatte, nur weil ich vor einem küssenden Mitschüler geflohen war. Das hatte die alte Hexe tatsächlich getan.

Ich erinnere mich noch sehr gut, welche Ohnmacht und Wut ich damals empfunden hatte. Ich dachte damals, nur kleine Kinder müßten so etwas aushalten. Jetzt war ich groß, und jetzt kamen die Ohrattacken ausgerechnet von einem Kind, meinem Kind.

Frederics spätere Beziehung zu Frauen würde mit Sicherheit in hohem Maße davon abhängen, ob er diese Eigenart eines Tages würde aufgeben können.

Zu meiner Erleichterung war meine Tochter bar solcher Marotten. Das heißt aber nicht, daß sie nicht auch der Meinung war, die Mama müsse im Prinzip jederzeit greifbar sein.

Meine Kinder hatten sehr genaue Vorstellungen, wie sie mich zu einer pflegeleichten Mama erziehen. Solange ich in ihrer Nähe war, gaben sie mir das Gefühl, ich könne tun und lassen, was ich wollte, zum Beispiel spülen, staubsaugen, aufräumen usw. Unerlaubtes Entfernen wurde allerdings nicht geduldet. Ich durfte weggehen, aber ich mußte immer sagen wohin und wann ich zurückkomme.

Vergaß ich diese Anweisung, machten sich Geraldine und Frederic unverzüglich auf die Suche nach mir. Wie eine kleine Entenfamilie watschelten die beiden los, um ihre Glucke zu suchen.

Sie zogen erst wieder beruhigt ab, wenn sie mich gefunden hatten. Nicht, daß ich dann Ruhe gehabt hätte. Im Spielzimmer begannen die beiden jedesmal, sich nach genau fünf Sekunden lautstark zu streiten. Entweder schlug Frederic Geraldine mit einem Holzklotz auf den Kopf, oder Geraldine aß Frederics Wasserfarben auf. Manchmal stritten sie auch nur um eine der 22 378 Spielsachen, die 365 Tage im Jahr unbeachtet herumlagen und für eines meiner Kinder just in dem Moment zum Objekt der Begierde wurde, in dem es das andere meiner Kinder in die Hand nahm.
Da half es auch nichts, daß es einige Spielsachen doppelt gab. So leicht ließen sich meine Kinder nicht täuschen. Das gleiche ist eben nicht dasselbe.
Geraldine und Frederic begnügten sich sehr schnell nicht mehr damit, in meiner Nähe zu sein. Sie wollten an meinem Leben teilhaben. Sie interessierten sich zum Beispiel ausgesprochen stark für das, was passierte, wenn ich auf der Toilette saß. Auch wenn ich mich noch so bemühte, ihnen zu entkommen, sie bemerkten immer, wenn ich zur Toilette ging. Geraldine, für die dieses Thema durch eigenes Ausprobieren des Töpfchens größte Aktualität besaß, rief dann immer begeistert: »Mama, Pipi, Mama, Pipi!« Frederic, der schon stubenrein war, nahm das Ganze eher cool, fachmännisch zur Kenntnis. Er warf meist einen interessierten Blick in die Kloschüssel, um abschließend zu beurteilen, ob das, was ich da hinterlassen hatte, ganz ordentlich war. »Selber schuld«, dachte ich mir, »wir selbst hatten uns ja am Anfang wie Wilde gebärdet, wenn Frederic ›ein richtig großes Aa‹ in die Toilette gemacht hatte.«
Während Frederic also die Schüssel inspizierte und Geraldine euphorisch um das Klo hüpfte, wirkten sie auf mich wie die Mitglieder einer Vorführung für sanitäre Anlagen. Und ich war die Vorführdame.

Sie hatten überhaupt kein Problem mit meiner Intimsphäre. Sie hatten auch kein Problem mit meinem Körper. Frederic stellte eines Tages das Ansinnen, mal an meinen Brüsten zu saugen, damit wir für das Abendessen ein bißchen Milch hätten. Geraldine begriff den Sinn dieser Anfrage zwar nicht, benutzte aber den kurzen Moment meiner Verdutztheit, um meine Brustwarzen langzuziehen. Dunkel erinnerte ich mich daran, daß man die Brüste auch als sekundäre Geschlechtsmerkmale bezeichnet. Aber wieso eigentlich?

Im Prinzip war es pädagogisch ja durchaus wünschenswert, daß meine Kleinen so natürlich mit meinem Körper umgingen. Davon profitierte ich sogar manchmal.

Als ich zum Beispiel morgens wieder mal vor der existentiellen Frage stand, ob ich gleich oder erst am Mittag duschen soll, entschied mein ungefragter Sohn: »Mama, du mußt jetzt duschen. Ich hab dir geriecht, und du hast gestinkt!«

Frederic selbst schätzte das Duschen genau wie seine kleine Schwester überhaupt nicht. Die beiden badeten lieber gemeinsam. Und wenn sie dann splitternackt und unschuldig in der Badewanne saßen und friedlich mit meiner Zahnbürste den Beckenrand schrubbten, entstand fast so was wie Idylle.

In solchen Momenten saß ich sinnierend auf dem Klodeckel und dachte: »Anke, du hast zwei Prachtkinder. Das hast du gut gemacht!«

Und schon war es passiert. Das trügerische Idyll, ich war darauf reingefallen. Gerade in dem Moment, in dem meine muskuläre Anspannung (um Geraldine jederzeit vor dem Untertauchen retten zu können) einer wohligen Entspannung gewichen war, passierte es. Frederic begann zu planschen. Weil ich das Einlassen des Wassers wieder mal nicht mit der für solch wichtige Aufgabe nötigen Konzentration ausgeführt hatte, war zuviel und damit genug Wasser in der Wanne, um das ganze Bad zu überfluten.

Wieder mal versagt. Hätte ich nicht soviel Wasser eingelassen, wäre nicht soviel über den Beckenrand gespritzt und das Bad wäre nicht landunter und ich müßte jetzt nicht wieder putzen. Der Teufel lag im Detail. Anke, wann würdest du das endlich begreifen?
Obwohl ich ernsthaft versuchte, mich künftig zusammenzureißen, wurde mir diese Unaufmerksamkeit schon bald wieder zum Verhängnis. Wieder saß ich auf dem Klodeckel und wieder begann ich mich langsam zu entspannen, als Geraldine plötzlich so ein konzentriertes Gesicht machte. Weil ich mich aber erdreistet hatte, meine Gedanken gerade an etwas anderes als meine planschenden Babys zu verschwenden, deutete ich diesen Gesichtsausdruck nicht richtig, eigentlich gar nicht. Alarmiert war ich erst, als Frederic völlig angewidert rief: »Mama, die Dadin hat Aa gemacht!«
Um das Schlimmste zu verhindern, versuchte ich, die kleinen Kügelchen, die sich in Windeseile im Wasser verteilten, mit der Hand herauszufischen. Frederic versuchte, panikartig aus der Wanne zu klettern, wobei er fast kopfüber auf den Boden gestürzt wäre. Geraldine war unterdessen wohlig erleichtert und verwundert über unsere Aufregung im Bad zurückgeblieben. Sie genoß ganz offensichtlich, daß sie jetzt endlich mehr Platz hatte und daß sich das Wasser durch ihren Urin noch einmal angenehm erwärmt hatte.

UND EWIG LOCKT DIE INKONSEQUENZ

Unsere Kinder schliefen von Anfang an in ihren Betten. Sie aßen keine Süßigkeiten und kannten den Fernseher nur als eine graue Kiste, die unbrauchbar im Wohnzimmer herumstand.
Soweit die Theorie. Dann kam die Praxis und mit ihr ein wunderbares, lockendes Geschöpf, das es immer wieder verstand, sich in den verführerischsten Posen zu präsentieren. Sie, die quälendste Versuchung, seit es unsere Kinder gab – die Inkonsequenz.
Mal verkleidete sie sich als ein Stückchen Schokolade, das endlos quengelnde Kinder mit einem Schlag bzw. Riegel in strahlende Engelchen verwandelte. Mal versteckte sich die Inkonsequenz in diesem grauen Flimmerkasten, der es im Gegensatz zu mir schaffte, wenigstens mal für eine halbe Stunde meine Kinder zur Ruhe zu bringen. Sogar des Nachts suchte sie mich heim, wenn mein Sohn mit süßem Stimmchen an mein Bett trat: »Mama, ich will immer nur bei dir sein!«
Daß dieses »immer« relativ war und die Tonlage durchaus der kühlen Berechnung entsprang, war mir wohl bewußt. Dennoch: Wer hätte da nicht den kleinen Kerl voll Rührung an sein Mutterherz und in sein Bett gelassen?
Die Inkonsequenz hatte genauso wie das schlechte Gewissen mein Leben erobert. Das Gemeine war, daß sie so schleichend kam.
Das Baby meiner Freundin Ute konnte in den ersten Monaten abends schlecht einschlafen. Um es zu besänftigen, trug Ute die Kleine deshalb ein wenig hin und her. Weil dies aber auf die Dauer etwas unpraktisch war, legte sie die Kleine in ihren

Kinderwagen. Den brauchte sie dann nur ein bißchen hin- und herzuschieben. Das Baby registrierte sehr wohl, daß dies kein »richtiges« Ausfahren war und weigerte sich, einzuschlafen. Also schleppte Ute den Kinderwagen zwei Stockwerke herunter, um ihr Kind nächtens durch die Gegend zu kutschieren. Utes Mann ist häufig beruflich verreist. Wenn er nicht da war, traute sich Ute aber so spät nicht mehr auf die Straße. Das Ergebnis: Sie setzte ihre Tochter ins Auto, was den gleichen einschläfernden Effekt hatte, und fuhr mit ihm in die nächste Ortschaft und zurück. Wenn sie zurückkam achtete sie immer darauf, daß keiner im Treppenhaus war, der vielleicht das Licht angemacht und damit die Kleine geweckt hätte. Ute schlich sich im Dunkeln die Treppen hoch und hatte dann, mit ein bißchen Glück, endlich Nachtruhe.

Allen, die dies nicht verstanden, konnte Ute eine einfache Rechnung aufmachen: Wenn sie ihre Tochter mit dem Autofahren einschläferte, kostete sie die Aktion eine halbe Stunde Zeit und etwas Benzin. Versuchte sie die Kleine auf andere Weise zum Schlafen zu bringen, kostete sie das zwei Stunden Zeit und jede Menge Nerven.

Mit Geraldine und Frederic habe ich das inzwischen alles im Griff. Punkt sieben Uhr ist Schluß. Das heißt, seit einigen Wochen wird es manchmal auch etwas später. So wie heute abend. Punkt acht Uhr lagen meine Kinder im Bett. Punkt halb neun aßen sie mit mir die Spaghetti, die ich heißhungrig und ganz allein für mich gekocht hatte.

Die Plage mit den Normvorstellungen

Wir waren revolutionär. In der Geburtsanzeige von Frederic und Geraldine in der heimischen Presse unterschlugen wir Gewicht und Länge unserer Kinder. Wir konnten uns einfach nicht vorstellen, daß das auch nur einen einzigen Menschen interessieren würde.

Doch da lagen wir falsch. Ich weiß nicht mehr, wie oft ich auf der Straße nach dem Gewicht und der Länge meines Sohnes oder meiner Tochter gefragt wurde. Ich weiß nur, daß mich das jedesmal in Verlegenheit brachte, weil ich die Antwort stets schuldig blieb. Ich konnte mir diese Zahlen einfach nicht merken, zumal sie sich doch sowieso ständig veränderten. Wenn sie mich nach anderen markanten Kennzeichen gefragt hätten! Solche, an denen man den Charakter des Babys sofort erkennt! Wie gern hätte ich erzählt, daß Frederic bereits in den ersten Sekunden seines irdischen Daseins so einen intelligenten Gesichtsausdruck gemacht hatte oder daß Geraldine sich bei der ganzen Aufregung um ihre Mama äußerst diszipliniert, besonnen und verständnisvoll gezeigt hatte. Aber das wollte ja keiner wissen. Zahlen mußten es sein. Und mit denen stand ich schon immer auf Kriegsfuß.

In ein paar Wochen, beruhigte ich mich, fragt mich keiner mehr danach.

Doch ich hatte nicht mit den Vorsorgeuntersuchungen gerechnet. U 1, U 2, U 3 usw. Für jede Untersuchung gibt es eine übersichtliche Tabelle, in der man sehen kann, ob das eigene Kind mit Gewicht und Größe die Norm erfüllt. Diese Tabellen sind unerbittlich, und ich bangte bei jeder Untersuchung, ob mein Kind diese Anforderungen erfüllen würde. Schließlich wollte ich kein »unterdurchschnittliches« Kind,

selbst wenn es sich nur um die körperliche und keineswegs die geistige Größe handelte.
Ich wollte genau die Norm erfüllen. Zu wenig Gewicht bedeutet schließlich, daß man sein Kind nicht ordentlich ernährte. Dies war sowieso ein Vorwurf, dem ich mich latent ausgesetzt sah, weil ich mit meinem bißchen Busen Frederic acht Monate lang nichts anderes als Muttermilch gab.
Zuviel wiegen durfte der Kleine aber auch nicht. Wer will heutzutage schon ein fettleibiges Kind an seinem Busen nähren? Es war eine echte Plage, wobei ich sagen muß, daß mir meine Kinder den Gefallen taten, unauffällig zu sein, sprich durchschnittlich, zumindest was die Zahlen betraf. Schwieriger war es schon mit den Fähigkeiten. Besonders mit Frederic geriet ich enorm unter Druck. Für ihn gab es einen direkten Maßstab. Dieser Maßstab hieß Laura, die Tochter der Schwägerin meines Schwagers. Laura war nur einen Tag älter als Frederic, aber das merkte man kaum. Sie wirkte Wochen älter. Laura konnte von Anfang an alles besser. Laura konnte schon krabbeln, als Frederic noch wie ein Pascha auf seinem Hintern saß und sich alles bringen ließ. Und als Laura zu laufen begann, fing Frederic gerade an, sich auf einem ausgestreckten Arm und Bein wie ein Gorillababy durch die Gegend zu schleppen. Es war ein Jammer. Bei jeder Familienfeier schnitten wir irgendwie schlecht ab. Zum Glück hatte Frederic ein sonniges Gemüt und machte vieles mit seinem Charme wieder wett. Aber so richtig können konnte er nichts, da halfen keine Ausreden. Schon kamen die ersten Vermutungen, Frederic habe vielleicht eine ungleiche Seitigkeit. Was immer das auch hieß, bald riet mir eine Freundin eindringlich zur Krankengymnastik.
Ich konnte damals das Gefühl nicht loswerden, Krankengymnastik sei in Mode. Ich glaube, ich kannte fast kein Kind, das nicht wegen irgendeiner Normabweichung bei der Kranken-

gymnastik war. »Schiefer Hals«, das bekamen die Mütter am häufigsten zu hören. Meine Freundin Ute wurde mit dieser niederschmetternden Diagnose konfrontiert. Sofort sah sie vor ihrem geistigen Auge ihre geliebte Tochter ein Leben lang als Glöckner von Notre Dame durch unsere Kleinstadt ziehen. Nein, das wollte Ute nicht. Die Krankengymnastin, die diese Diagnose gestellt hatte, schwor auf die Gymnastik nach Vojta.

Diese Methode ist durchaus anerkannt, die meisten Kinder schreien dabei allerdings ziemlich heftig. Utes Tochter weinte bald schon, wenn sie der Praxis nur ansichtig wurde. Ute brach es jedesmal das Herz.

Die Kleine, auch noch mit Neurodermitis geplagt, bekam nach jeder Behandlung vor Aufregung einen Hautausschlag. Ute wußte bald nicht mehr, was gut oder schlecht für ihr Kind war. Da erhielt sie eine Entscheidungshilfe von der Krankengymnastin. »Wollen Sie etwa, daß Ihre Kleine ein Leben lang schief ist? Ihre Schwester hat doch auch Rückenprobleme. Das liegt doch in der Familie. Wenn Sie sich jetzt von dem Weinen Ihres Kindes erweichen lassen, ist ja wohl außerdem klar, wer bei Ihnen künftig das Sagen hat.«

Überzeugt von soviel feinfühliger Kinderpsychologie einer kinderlosen Krankengymnastin begann Ute, das zusätzlich verordnete Heimtraining zu vernachlässigen. Endgültig stutzig wurde sie schließlich, als die Krankengymnastin ihr für ihre Tochter das Schlankheitspulver »Herbalife« andrehen wollte. Das Pulver enthalte so viel Nährstoffe, daß es selbst für die Neurodermitis der Kleinen gut sei. Das war der Schlußpunkt für Ute. Später hat sie sich vorgeworfen, nicht eher auf ihr Gefühl gehört zu haben.

Aber was heißt Gefühl?

Ist es das Gefühl, das ich nach dem Gespräch mit dem Kinderarzt habe? Ist es das Gefühl, das mir die Lektüre diverser

Elternzeitschriften vermittelt? Oder ist es das Gefühl, das mich beim Schreien meines Kindes überkommt?
Für mich stand dank Utes ehrlicher Berichterstattung fest: einer solchen Tortur würde ich Frederic nicht unterwerfen. Auch wenn man fairerweise sagen mußte, daß Ute mit ihrer Krankengymnastin offensichtlich eine negative Ausnahme erwischt hatte. Dennoch: Sollte sich Frederic doch wie ein kleines Äffchen bewegen! Wir Erwachsenen führten uns auch oft genug wie Affen, manchmal sogar wie Schweine auf, ohne daß uns gleich einer zum Arzt schickte.
Mit Geraldine schien das alles ganz anders zu sein. Geraldine schlief nach sieben Wochen durch, hatte keine Blähungen und wirkte immer zufrieden. Sie war wirklich Balsam für meine Seele, nachdem die erste Zeit mit Frederic mein Vertrauen in meine Mutterqualitäten extrem erschüttert hatte. Warum Geraldine so viel pflegeleichter war, fand ich nie heraus. Gern hätte ich es als meinen Erfolg verbucht, aber das wäre unehrlich gewesen. Sie war einfach so. Wenn ich allerdings schon keinen Verdienst an der Unkompliziertheit meiner Tochter hatte, mußte ich mir auch keine Schuld dafür geben, daß Frederic in der ersten Zeit schwieriger gewesen war.
Geraldine schien in ihrer gesamten Entwicklung etwas schneller als ihr Bruder. Zumindest hatte ich den Eindruck. Bald hatte ich das Gefühl, mit ihr ganz weit vorn zu sein. Endlich mal keine dämlichen Fragen: »Na, krabbelt sie denn immer noch nicht richtig?« oder »Müßte sie sich nicht schon besser abstützen können?« Nein, diesmal waren wir gut im (Mütter-)Rennen.
Gelassen sah ich der nächsten Vorsorgeuntersuchung entgegen. Der Arzt würde sicher gleich erkennen, was ich für ein Prachtkind hatte. Als ich Geraldine ausgezogen hatte, drehte und wendete er sie nach allen Seiten, klopfte hier, prüfte da, lächelte ihr zu ... Er war ganz beeindruckt von meiner Tochter.

Schade, daß ich sie hatte ausziehen müssen. Das hübsche Kleidchen hatte ihre Lieblichkeit noch unterstrichen. Während ich meine Tochter verzückt anschaute, fragte der Kinderarzt, ob sie sich denn schon von allein drehe. Ich verneinte, wäre ja auch wohl zu früh gewesen. Nach ein paar weiteren Minuten der, wie mir schien, äußerst wohlwollenden Prüfung sah er mich ernst an und sagte: »Sie müssen sich wegen Geraldines Motorik keine Gedanken machen. Sie wird es sicher bald schaffen, sich von allein zu drehen.«
Bumm! Zunichte aller mütterlicher Stolz, aller zurückgehaltener Ehrgeiz, alle hochfliegenden Pläne! Auch Geraldine war nur ein ganz normales Kind. Das war bitter.
Als ich verstört den Rat meiner Freundin Suse einholte, konnte sie – bei aller Freundschaft – auch nur die Auskunft geben, daß ihre Tochter Amelie sich bereits von ganz allein nach allen Seiten drehte. Amelie war drei Monate jünger als Geraldine.
Seit diesem denkwürdigen Tag gehöre ich natürlich zu jenen Müttern, die diesen äußerlichen Zeichen der Reife keinerlei Bedeutung zumessen. Ist ja auch schrecklich, dieser ewige Baby-Konkurrenzkampf.

Junge oder Mädchen – natürlich ist das ein Unterschied

Als ich nach Frederics Geburt begriff, daß ich die Mutter eines Sohnes war, fiel mir eigentlich gar nichts dazu ein. Ich hatte keine konkrete Vorstellung davon, wie ein Junge sein sollte. Vielmehr hatte ich sofort tausend Gedanken im Kopf, wie ich ihn behandeln wollte.

Ich wollte ihn nicht übermuttern, ich wollte zärtlich sein, ihn aber auch loslassen können ...
Bei Geraldine war das anders. Als ich erfuhr, daß ich eine Tochter bekommen würde, fragte ich mich sofort, was sie wohl für eine Frau werden würde. Ich hatte da ganz konkrete Wünsche: hübsch, intelligent, warmherzig und stark sollte sie sein! Diese Eigenschaften hatten für mich einen Namen: Eva.
Dirk gefiel dieser Name nicht. Er zwang mich dadurch, nicht nur den Namen, sondern auch das zu überdenken, was ich mit diesem Namen verband. Hübsch, intelligent, stark – dabei wollte ich bleiben. Statt der Warmherzigkeit konnte man allerdings auch ein wenig Frechheit und Selbstbewußtsein mit reinnehmen. Das hieß für mich: Henriette. Dirk war einverstanden. Bis etwa eine Woche vor der Geburt, da fand er den Namen plötzlich blöd.
Ich war mit meinem Namens-Latein am Ende.
Ziemlich ratlos nahm ich mir in einer der vielen schlaflosen Nächte kurz vor der Geburt unsere fünf Namensbücher zum zwanzigsten Mal vor.
Daraus notierte ich zwölf Namen, mit denen ich »leben« konnte. Am nächsten Tag übergab ich Dirk den Zettel mit den Worten: »Davon kannst du einen auswählen, den nehmen wir dann.« Auf dem Zettel stand: Henriette – Helen – Kim – Eva – Josefa – Cäcilia – Camilla – Stella – Silke – Emily – Geraldine – Susan – Lily.
Dirk wählte – Geraldine.
Was war das? Klar gefiel mir der Name, sonst hätte ich ihn ja nicht mit auf die Liste genommen. Aber Geraldine – das klang nach einer mondänen Künstlerin mit einem Hut mit Feder obendrauf! Das war ein Frauenbild, das mir völlig fremd war. Ich selbst war so ziemlich das Gegenteil, und daher konnte ich mir schlecht vorstellen, eine solche Tochter zu haben.

Ich dachte tatsächlich tagelang über diesen Namen nach, sagte ihn oft laut vor mich hin. Und während »Eva« oder »Anna« mir mit großer Vertrautheit über die Lippen gingen, zögerte ich bei »Geraldine« immer ein wenig. Dieser Name ließ sich nicht vereinnahmen, normalisieren. Er behielt auch bei öfterem Hören seine Eigenwilligkeit.
Das gefiel mir letztlich. Der Name war für mich so fremd, daß er mich neugierig machte. Neugierig machte auf die Person, die ihn tragen würde. Ich sah darin absolut die Chance, Geraldine einen eigenen Weg zuzubilligen. So würde ich ihr nicht von Anfang an meinen Stempel aufdrücken
Kurz nach der Geburt schenkte mir eine Freundin ein rosa Mützchen mit einer Feder daran. Ich, die Geraldine so etwas nie gekauft hätte, mußte zugeben, daß sie hinreißend darin aussah.
Das war ein Moment echter Freude. Freude über die Tatsache an sich, aber auch Freude darüber, daß ich mich auf diesen Namen eingelassen hatte.
Was mich zudem sehr schnell mit diesem Vornamen versöhnte, war die einzige mir bekannte Namensvetterin meiner Tochter: Geraldine Chaplin. Wenn beide Frauen vielleicht eines Tages mehr als nur den Namen gemeinsam haben sollten, bestünden für Geraldine gute Chancen, mit einer gesunden Portion Selbstbewußtsein ausgestattet zu sein. Das war mir sehr wichtig.
Wie oft war ich mir, vor allem zu Beginn meiner beruflichen Existenz, wie ein armseliges Würstchen vorgekommen.
Als ich zum allerersten Mal eine Fernsehredaktion betrat und mich als Praktikantin vorstellte, hätte ich mich am liebsten verkrümelt. In dem Raum stand ein Doppelschreibtisch. Rechts saß der Redaktionsleiter, ihm gegenüber eine blonde junge Frau. Der Redaktionsleiter begrüßte mich kurz und bot mir einen Stuhl an. Auf den setzte ich mich. Und blieb sitzen.

Mindestens eine halbe Stunde. Ich wunderte mich zwar, wagte aber nicht, selbständig den Platz zu verlassen und auf Erkundungstour zu gehen. Irgendwann erbarmte sich einer der anderen Redakteure, nahm mich buchstäblich an die Hand und zeigte mir den Rest der Redaktion. Wäre der nicht gekommen, hätte ich wahrscheinlich noch bei Redaktionsschluß auf dem Stuhl gesessen.
Natürlich war ich nicht so blöd, meine schwache Vorstellung nicht zu bemerken. Anpackend und dynamisch wirkte ich nicht gerade. Ich haßte mich für diese Zaghaftigkeit, denn ich wollte diesen Job unbedingt haben.
So war ich eben erzogen worden: Bloß nicht drängeln. Niemanden belästigen. Höflich abwarten.
Die Blonde da am Schreibtisch, die machte es richtig. Mit fester, selbstbewußter Stimme führte sie ein Telefonat nach dem anderen und hatte dabei alles total im Griff. Sie war bestimmt schon Redakteurin. Uta hieß sie. Kein Wunder. Das klang nach im Raum. Nicht so wie Anke, ohne Klang und ohnehin nur eine Verniedlichungsform von Anna.
Uta war ganz in schwarzes Leder gekleidet und hatte eine asymmetrische Frisur. Ich trug meine Jeanskombination von Armani und einen Pagenschnitt. »Sportlich und doch schick.« So hatte ich mir zu Hause vor dem Spiegel Mut gemacht. Genau die richtige Kombination für eine Sportredakteurin. Eine solche wollte ich nämlich werden. Gegen das schwarze Leder von Uta wirkte meine Aufmachung allerdings vielleicht doch etwas bieder.
Wäre ich nicht so grenzenlos in diese blöden Komplexe verstrickt gewesen, wäre mir aufgefallen, daß die vermeintliche Frau Redakteurin stundenlang mit dem Zoo telefonierte, um einen Dreh mit einem gerade geborenen Hängebauchschwein zu organisieren. Ein typisches Praktikantenthema, wie ich heute weiß.

Ihr forsches Auftreten half Uta übrigens nichts. Irgendwann war ihr Praktikum zu Ende, und keiner hielt sie. Als ich diese Genugtuung bekam, hatten die hilflosen Momente und die Scham darüber aber schon erste Narben hinterlassen.

Meine Kinder, so schwor ich mir damals, würde ich einmal mit mehr Selbstsicherheit ausstatten.

Dazu gehörte, ganz in der Familientradition stehend, unbedingt auch Sportlichkeit.

Da ich mir ja Zurückhaltung gegenüber meinem Sohn auferlegt hatte, würde ich Frederic völlig freie Wahl lassen. Er sollte später selbst entscheiden, ob er lieber ein Schwimmer (väterliches Erbe) oder ein Leichtathlet (mütterliches Erbe) werden wollte.

Bei Geraldine würde ich nicht ganz so liberal sein. Ob sie wollte oder nicht, Ballett müßte es schon sein. Wenn es für die Kinder gut ist, kann man mit der Liberalität schon mal eine Ausnahme machen. Ballett ist einfach gut, ich habe es selbst jahrelang gemacht. Auch wenn ich es natürlich nie laut sagen würde: Ich finde schon, daß ich eine ausgesprochen graziöse Erscheinung bin.

Eine weitere Eigenschaft wollte ich unbedingt beiden Kindern zukommen lassen: politische Bildung.

Zu sehr steckte mir noch Jahre später eine ziemlich peinliche Begegnung mit unserem hessischen Ministerpräsidenten Hans Eichel in den Knochen.

Ich war damals beim Fernsehen gerade Volontärin geworden. In diesen Wochen wurde diskutiert, ob Björn Engholm den SPD-Parteivorsitz übernehmen würde oder nicht.

An diesem Tag hielt Engholm sich in Frankfurt auf, und ich kleine, arme Volontärin wurde dazu auserkoren, dem kühlen Hanseaten auf den Zahn zu fühlen, sprich, ein Blitzinterview mit ihm zu machen. So sehr ich diese Ehre schätzte, so wenig Ahnung hatte ich von Politik. Da der Termin recht kurzfri-

stig war, schnappte ich mir gerade noch die BILD-Zeitung, und ab gings mit dem Kamerateam. Das war eine richtige Anfängerfalle.
Als Björn Engholm mit einem Pulk von Leuten auftauchte, versuchte ich vor allem erst mal, nett zu sein. Ich gab ihm und auch seinen Begleitern die Hand, auch wenn ich keinen von ihnen kannte. Das Interview verlief überraschend gut. Engholm war sehr charmant, und ich konnte ihm wenigstens ein paar verräterische Reaktionen entlocken, die erkennen ließen, daß er den Parteivorsitz übernehmen würde. Völlig erleichtert gab ich Engholm zum Abschied die Hand, wobei sich einer seiner Begleiter vorschob und mir auch ganz gewichtig die Hand reichte. »Komisch«, dachte ich: »Der spielt sich aber in den Vordergrund.« Gerade als besagter Herr meine Hand loslassen wollte, faßte ich mir ein Herz und fragte: »Und Ihr Name war noch mal?« »Hans Eichel«, antwortete unser Ministerpräsident bescheiden.
Am liebsten wäre ich im Erdboden versunken. Statt dessen versuchte ich, die Situation zu retten. »Ach ja, natürlich! Jetzt, wo Sie es sagen, erkenne ich Sie!« O Gott, hätte ich nur den Mund gehalten!
Eine Woche vorher war in einem Zeitungsartikel behauptet worden, Hans Eichel habe die Ausstrahlung eines AOK-Abteilungsleiters und werde deshalb häufig gar nicht erkannt.
Mußte gerade ich dem freundlichen Herrn aus Wiesbaden beweisen, daß das die bittere Wahrheit war?
Damals schwor ich mir, mich künftig mehr um Politik und – im wahrsten Sinne des Wortes – ihr wahres Gesicht zu kümmern. Und so ernst war es mir damit, daß ich diesen Schwur gleich auf meine ungeborenen Kinder ausweitete.
Das Gute an diesen Vorgaben ist, daß das Ergebnis erst so viele Jahre später sichtbar wird und sich dann keiner mehr an die kühn gesteckten Ziele erinnert. Wenn Geraldine das

erste Mal für den 1. FC Ballerfrau das Tor in diesen attraktiven Fußball-Shorts ziert, wird kein Mensch mehr von rosa Spitzenschuhen und Tutu reden. Ich werde dann tapfer daran denken, daß allein das Glück meiner Tochter zählt.
Und wenn Frederic in unserer Heimatzeitung statt im Sportteil in der Rubrik »erfolgreicher Taubenzüchternachwuchs« erwähnt wird, werde ich auch das mit Fassung tragen müssen.

DIE ERSTEN FRÜCHTE RICHTIGER ERZIEHUNG

Der ein oder andere Erfolg richtiger Erziehung stellt sich erfreulicherweise doch recht früh ein. Zum Beispiel bei Frederic. Seit einiger Zeit besucht er zweimal in der Woche den »Miniclub«, eine Vorstufe zum Kindergarten.
Gleich am ersten Tag war mein Sohn hellauf begeistert, spielte mit den Kindern und vergoß beim Abschied keine Träne. Genauso wie ich es erwartet hatte. Ich hatte mich ja bemüht, nicht zu klammern und ihn aufgeschlossen zu erziehen. Das zeigte jetzt Früchte.
Ich wollte nicht in der Haut jener Mütter stecken, deren Kinder bitterlich beim Abschied weinten.
Sicherlich, die Kinder waren verschieden, aber konnten diese Mütter selbst vielleicht nicht loslassen?
Als ich Frederic das zweite Mal in den »Miniclub« brachte, entschied er plötzlich, ich solle heute hierbleiben. Leicht verunsichert über diese unerwartete Wendung, wartete ich noch eine Viertelstunde, damit Frederic sich akklimatisieren konnte. Nun müßte es aber gehen. Frederic begann zu weinen und sich an mir festzuhalten. Zähneknirschend versprach ich

ihm, nicht zu gehen. Ich war enttäuscht. Gestern hatte es doch so gut geklappt.
Wieso verstieß er mich plötzlich zu den wenigen Müttern, die nicht weggingen, sondern volle zweieinhalb Stunden unglücklich über sich und ihre Kinder am Rand saßen? »Frederic, was tust du mir an? Mama will doch einkaufen gehen und stolz erzählen, wie gut du das alles packst. Warum kannst du nicht wie Laura, Anna und Max fröhlich ohne deine Mama spielen? Oder so wie Lukas. Der sagt zwar die ganze Zeit ›Ich bin de Badman!‹, aber er schreit wenigstens nicht nach seiner Mama!« beschwor ich innerlich meinen Sohn. Als hätte er es gehört, schaute er mich traurig aus seinen braunen Augen an. Die Botschaft: »Nein, Mama, ich packe es noch nicht. Wir sind doch bis jetzt immer zusammengewesen. Es gefällt mir halt in deiner Nähe. Warum bist du so böse auf mich? Wirst du jetzt immer gleich so böse, wenn ich deine Erwartungen nicht erfülle? Na, das ist ja ein tolles Kinderleben!«
Ich umarmte ihn. Die Botschaft: »Danke für diese Lektion und entschuldige. Schon wieder ist dieser blöde Ehrgeiz mit mir durchgegangen. Ich gebe dir die Zeit, die du brauchst. Du kannst dich auf mich verlassen.«
Während dieser stummen Zwiesprache mit meinem Sohn verlor ich meine Tochter, die ich hatte mitnehmen müssen, völlig aus den Augen. Geraldine schien sich prächtig zu amüsieren. Besonders als es Frühstück gab, blühte sie richtig auf. Das tut sie immer, wenn es etwas zu essen gibt. Nur diesmal hatte ich nichts für sie dabei. Frederic, der kaum etwas ißt, hatte ich nur wenig eingepackt, das würde gerade für ihn reichen. Nichtsdestotrotz sicherte sich Geraldine sofort am schön gedeckten Tisch einen Platz, der natürlich nicht für sie, sondern für ein »Miniclub«-Kind gedacht war. Eine der Betreuerinnen, Silke, gab ihr netterweise einen Apfel. Die ande-

re, Ulla, versorgte mich mit einem Kaffee. Mir schwante natürlich, daß ein Apfel keineswegs den ungeheuren Appetit von Geraldine stillen konnte. Kaum hatten die ersten Kinder ihren Platz verlassen, begann sie auch schon, die verwaisten Brotdosen nach Resten zu durchstöbern. Langsam wurde es wirklich peinlich. Wäre Silke nicht meine alte Schulfreundin gewesen, wäre ich in Grund und Boden versunken. Erst schleppte ich fast die ganze Familie mit und ließ uns dann noch mit Essen und Trinken versorgen.

Aber was ist das alles schon gegen den Schwur einer Mutter, ihr Kind nicht im Stich zu lassen.

Moralisch überzeugt wie eine, die eine Entscheidung getroffen hat, ging ich zum nächsten Kindertreffen. Ich würde Frederic nicht enttäuschen. Von halb zehn bis elf blieb ich brav in der Gruppe, mittlerweile allein mit nur noch einer Mutter. Je länger ich da war, desto mehr klammerte sich Frederic an mich und desto unausstehlicher wurde er. Langsam stieg wieder die Wut in mir hoch. Ich war doch da, was wollte er denn noch?

Um halb zwölf konnte ich nicht mehr. Ich erklärte ihm, ich ginge jetzt einkaufen.

Ich wußte, daß die Kleinen die letzte halbe Stunde noch einmal raus in den Park gingen. Das schien mir günstig, den Schnitt zu wagen. Natürlich begann Frederic erbärmlich zu schreien. Ulla hielt ihn fest und begann sanft auf ihn einzureden. Er aber schrie immer wieder: »Mami, ich will zu meiner Mami!«

Mir war übel, als ich vor die Tür trat. Völlig desorientiert ging ich zum Metzger. Dort fehlten mir zehn Mark. Auf der Sparkasse vergaß ich dann, meine Kontonummer einzutragen. Ich war richtig fertig.

Zurück im Kindergarten, kamen die Kleinen auch schon um die Ecke. Frederic blieb stehen, lachte und stürzte dann in meine Arme. Seine Hände hatte er zu kleinen Fäusten geballt, weil er darin ein paar Blümchen versteckt hatte, die er mir schenken wollte. »Weil du doch nicht mit warst, Mama, da hab' ich dir was mitgebracht.«

Ich war unendlich erleichtert; er hatte es mir nicht übel genommen.

Diese Erfahrung korrigierte erneut die Entscheidung, die ich nur wenige Tage zuvor getroffen hatte. Jetzt war ich nicht mehr auf dem ganz soften, sondern auf dem »Da muß er durch«-Kurs.

Wie oft würde ich meine Meinung eigentlich noch ändern?

In dieser Zeit lernte ich eine Mutter von zwei Jungen kennen, die schon älter als Frederic waren. Irgendwie kamen wir auf das Thema »Miniclub«. Wahrheitsgemäß schilderte ich Frederics Problem. Völlig sich selbst und ihrer Meinung sicher, beschied die mir im Grunde fremde Frau: »Mit drei Jahren muß Ihr Sohn das noch nicht schaffen!« Super, diese Mütter, die auf jede Frage eine Antwort haben. So, als gäbe es da überhaupt kein Problem, außer dem der eigenen (meiner) Inkompetenz.

Zu meiner Genugtuung schaffte es Frederic doch. Eines Tages verkündete er zu Hause, im »Miniclub« ganz bestimmt nicht weinen zu wollen. Er schaffte es beim Abschied tatsächlich.

Ich hätte einen Luftsprung machen können.

Ich war einfach froh, daß es vorbei war, und hoffte, mich würde niemals jemand in dieser Sache um Rat fragen. Ich hatte mir ja selbst keinen gewußt.

Von Krönungs- und anderen Kindern

Es gibt Leute, die teilen alles in Kategorien ein. Das finde ich total unintellektuell. Genauso wie Leute, die ständig auf irgendwelchen Prinzipien rumreiten. Das tue ich prinzipiell nie. Aber, seien wir doch mal ehrlich! Prinzipiell gibt es zwei Kategorien von Leuten, die Kinder bekommen: Solche, die ihr Kind als die Krönung ihres Daseins betrachten, und solche, für die das Kind wie ein Auto einfach dazugehört.

Beide sind ziemlich lästig und schwer zu ertragen.

Eltern aus Kategorie eins sind leicht zu erkennen. Sie servieren bei der Taufe selbstverständlich die »Krönung« von Jacobs. Ihre Kinder haben klingende, klassische Vornamen und nehmen bereits nach drei Monaten an ihrem ersten Förderungsprogramm, genannt Säuglingsschwimmen, teil. Wenn ihre Mütter der Meinung sind, das Wasser in dem Bad habe nicht die richtige Temperatur oder der Lichteinfall sei nicht optimal für die Gesundheit ihres Kindes, karren sie ihr Baby eben in dem eigens für diesen Zweck erworbenen Kombi ins nächste Bad.

Lädt man eine Familie mit einem Krönungskind ein, wird sie nur kommen, wenn der Sproß oder die Sprossin auch einverstanden ist.

Handelt es sich dabei um ein Wickelkind, sollten die Gastgeber nicht die Nase rümpfen, wenn das Juwel mitten im Wohnzimmer von seinen Ausscheidungen befreit, sprich gewickelt wird. Das ist für junge Eltern mit einem Krönungskind völlig normal. Sie gehen davon aus, daß auch andere ihr Baby mit *allem* Drum und Dran mögen werden.

Wenn das Gastkind schon etwas älter ist, wird es vermutlich sein Töpfchen an die gedeckte Kaffeetafel bringen, um stolz

zu präsentieren, wie es Pipi macht. Auch da sollten die Gastgeber die Contenance bewahren. So ein Kleinkind macht während eines Nachmittages höchstens zwei- bis dreimal Pipi. Die ebenfalls sehr stolzen Eltern unterbrechen ihre Erzählungen über ihr Wunderkind dann kurz, um es ausgiebig für sein Pipi zu loben.
Ist das Kind seinen Gastgebern nicht wohlgesonnen, wird es ständig laut brüllen, um sich die gebührende Aufmerksamkeit zu verschaffen. Die Eltern unterbrechen ihre Erzählungen über ihr Wunderkind dann kurz, um ihrem Nachkommen nicht das Gefühl zu geben, sie würden es nicht respektieren.
Die Gastgeber sollten Themen, die nicht innerhalb von drei Sätzen abgehandelt werden können, in diesem Fall möglichst meiden. Fragen sollten sie nur dann stellen, wenn diese auch von den Eltern beantwortet werden können, während sie sich gleichzeitig mit ihrem Kind unterhalten.
Gegenstände, die die persönliche Freiheit der Gästekinder einschränken könnten, sind vorher zu entfernen. Dazu gehören unter anderem CD-Player, Fernseher, neue Sofas, teures Geschirr, Stehlampen, Kerzenständer, Bodenvasen, Designerstühle, tiefhängende Bilder, empfindliche Teppichböden und noch ein paar Kleinigkeiten mehr.
Krönungskinder haben ein großes Problem. Sie sind so perfekt, daß andere Kinder eigentlich nur einen schlechten Einfluß auf sie ausüben können. Entweder sind sie so laut und lärmend, daß die Krönungskinder nach einem Zusammensein mit ihnen selbst irgendwie aufgedreht und nervend wirken. Oder die Kinder anderer Eltern sind so still und zurückhaltend, daß sie das Krönungskind mit in die Isolation reißen.
Dieses Problem lösen Krönungseltern, indem sie ihren Kindern nur jüngere oder ältere Spielkameraden angedeihen lassen. Jüngere Kinder lassen sich gefügig herumkommandie-

ren, ältere Kinder gehen jedem Streit vernünftigerweise aus dem Wege. So kann das Krönungskind seinen berechtigten Herrschaftsanspruch stets wahren.
Krönungseltern erkennt man auch an ihrem vorbildlichen Engagement. Ihrem wachsamen Auge entgeht natürlich nicht, daß die Abfallkörbe auf dem Spielplatz keine Deckel haben und somit die Gefahr einer Wespeninvasion besteht. Entrüstet rufen sie bei der zuständigen Behörde an, damit diese Gefahrenquelle umgehend beseitigt wird. Sie weisen bei dieser Gelegenheit auch gleich darauf hin, daß der Zierstrauch, der nahe der Rutsche steht, Dornen trägt, an denen sich die Kinder verletzen könnten, und daß der kleine Pfad mehrere hundert Meter hinter dem Spielplatz direkt zu einem Bach führt, in dem die Kinder ertrinken könnten. Den sollte man am besten sperren. Den Weg, nicht den Bach.
Ganz anders geht es jenen Kindern, die für ihre Eltern wie ein Auto einfach dazugehören. Es sind die Zubehörkinder. Für Zubehörkinder suchen die Eltern schon manchmal vor der Geburt eine Garage oder etwas Ähnliches. Meistens ist dies eine Kinderfrau. »Sie geht ja so gut mit meinem Kind um und hat selbst noch zwei Kinder. Das ist so schön für mein Baby!« Daß der Enthusiasmus der Kinderfrau zu einem gewissen Teil auch an der Bezahlung liegen könnte, ist selbstverständlich eine bösartige Unterstellung. Jeder weiß, wie glücklich es macht, den ganzen Tag von kleinen Kindern umgeben zu sein.
Eine Bekannte von uns hat ein Zubehörkind. Sie ist zum zweiten Mal verheiratet. Sie war der Meinung, ein Kind müsse sein. Sie legte sich eins zu.
Als sie es aber hatte, stellte sie fest, daß ihr die Rolle der Mutter nicht so recht zusagt. Es verlangte für ihren Geschmack zuviel Selbstbeschränkung und kostete ebensoviel Nerven. Das gefiel Elke nicht. So hatte sie sich das nicht vorgestellt.

Aber sie hatte ja noch ihre Eltern. Sollten die doch das Kind tagsüber nehmen. Dann konnte sie wieder voll arbeiten gehen.
Elke sagte mir, sie müsse etwas tun, was sie wieder richtig »fordert«. Ihr Mann sagte mir, sie sei durch das Kind »überfordert«. Für ihn sah die ganze Aktion nach einer Flucht aus. Er habe den Eindruck, Elke würde mit ihrer temperamentvollen Tochter einfach nicht fertig.
Die Kleine war fortan tagsüber bei ihren Großeltern. Sie ging auch dort in den Kindergarten und dann in die Schule. Nur in den Ferien blieb das Kind daheim. Sie besuchte uns dann häufig.
Eines Tages erzählte mir die Kleine, ihre Mutter käme heute später nach Hause, weil sie auf einem Seminar sei. Auch wenn sie ihre Mama vermißte, gab sie sich ganz tapfer und verständig.
Tage später erfuhr ich, daß ihre Mutter an diesem Tag frei gehabt hatte und mit ihrer Freundin einen Einkaufsbummel gemacht hatte, damit sie »mal einen Tag für sich« gehabt habe. Armes Zubehörkind!
»Er oder ich? Wer steckt zurück, wenn ein Baby kommt?« titelte neulich ganz problemorientiert eine Frauenzeitschrift. Und weil diese Frage so schwer zu beantworten ist, entscheidet sich das karriere- und genußbewußte Elternpaar von heute dafür, daß im Zweifelsfall das Baby zurückstecken soll.
Krönungskinder wie Zubehörkinder sind plötzlich gleich, wenn die Eltern sich trennen. Vielleicht hat die Mutter gerade die Liebe ihres Lebens entdeckt oder der Vater endlich die Frau gefunden, die ihn abends massiert und sein Bier serviert. Kinder haben für so etwas sehr großes Verständnis.
Eine Bekannte von uns hat uns das neulich erst bestätigt.
Brigitte hat zwei Mädchen im Alter von sechs und acht Jahren. Sie hat sich von ihrem Mann getrennt, weil sie nicht mehr

so glücklich miteinander waren. Ihre Kinder lieben den Vater. Sie verstehen aber die Entscheidung der Eltern, sagt Brigitte. Sie hat inzwischen einen neuen Freund. Mit dem wollte sie endlich mal allein sein, also fuhren sie zu zweit in den Urlaub. Die Kinder waren solange mit dem Papa und seiner neuen Freundin im Urlaub. Die Kinder mögen die neue Freundin sehr, meint Brigitte. Für die Kinder sei es ein richtig schöner Urlaub gewesen, mit dem Papi und seiner neuen Freundin. Und sie selbst möchte schließlich auch nicht zu kurz kommen. Im Urlaub bemerkten sie und ihr neuer Freund allerdings, daß es mit ihnen doch nicht so die große Liebe ist. Außerdem bekommt die Ehefrau ihres Freundes gerade das zweite Kind. Nicht, daß sie wegen der Kinder auf ihr Lebensglück verzichten würden. Aber die Luft war sowieso raus. Als der Urlaub zu Ende war, trennte sich Brigitte wieder von ihrem neuen Freund.
Brigittes Töchter mochten den neuen Freund inzwischen. Sie verstehen aber die Entscheidung, sagt Brigitte.
Brigitte fällt zu Hause die Decke auf den Kopf. Deshalb geht sie wieder arbeiten. Ihre Kinder verstehen das. Sie haben ja auch noch die neue Kinderfrau. Und wenn die weg muß, kann die achtjährige Tochter auch schon allein das Essen warm machen. Brigitte ist sehr stolz auf ihre selbständigen Kinder.
Sollte Brigitte sich später mal einsam fühlen, ihre Töchter aber keine Zeit für sie haben, wird sie das verstehen.

VON DER FRAU ZUR MUTTER ZUR ...?

»**Jede Frau hat sie.** Jeder Mann kennt sie. Und eigentlich haben sie sich seit Millionen Jahren nicht verändert. Trotzdem gibt es kaum jemanden, der nicht hinguckt, wenn weibliche Rundungen in Sicht kommen.« Diese wahren Zeilen schrieb kürzlich der STERN. Er meinte damit »Das Busen-Wunder«. Und dieses Wunder der Natur war mir seit dem Wunder der Empfängnis zuteil geworden. Es war einfach ein Traum. Nach fünfzehn Jahren vergeblichen Wartens, hilfloser Massagen und selbstbetrügerischer Schönheitsideale begann mein Busen zu wachsen.

Nicht, daß ich gleich den Mut gehabt hätte, mich beim Playboy zu bewerben, aber für den Hausgebrauch war es schon ganz ordentlich.

»Für Busen gilt wieder: ›Bigger is better‹.« Wie wahr, wie wahr! Die ganzen zwölf Jahre unseres gemeinsamen Lebens hatte Dirk aus Liebe und Rücksicht gelogen: Er möge Frauen mit kleinem Busen, hatte er mir immer wieder versichert. Aber das sagen sie alle. Die, die (noch) etwas von dir wollen, oder der, der es sowieso nicht mehr ändern kann, weil er mit dir verheiratet ist. Doch ich hatte mich nicht täuschen lassen. Ich wußte, daß Männer auf großen Busen stehen.

Dirks Euphorie während meiner Schwangerschaft gab mir im nachhinein recht. Alles wunderbar, könnte man denken. Da gab es bloß einen ganz kleinen Haken. Die Pracht hielt nur so lange, wie ich stillte. Danach schrumpfte mein Busen wieder auf seine Ursprungsgröße zusammen, schlimmer noch, das »Bißchen« wurde fast zum Nichts.

Eine ähnliche Berg-und-Tal-Fahrt machte meine Libido durch. Leider blieb sie im Tal hängen, nachdem sie während der

Schwangerschaft in schwindelerregende und sonst noch was erregende Höhen geklettert war.
Der Tiefpunkt kam mit dem Stillen. Weiß Gott, ich genoß es, mein Kind an meinem mütterlichen Busen zu nähren, aber sexuell turnte es total ab. Mich zumindest. Meine Brust wurde durch den Milcheinschuß knallhart und überaus druckempfindlich. Durch die Tatsache, daß Frederic und später auch Geraldine sie den ganzen Tag »benutzten«, bekam ich auch ein entsprechend praktisches Verhältnis zu meinem Busen. Oft lief die Milch aus, dann mußte ich ihn eben saubermachen. Manchmal war er hart wie Beton, dann strich ich über dem Waschbecken die Milch aus, und schließlich waren bei Geraldine die Brustwarzen aufgescheuert, so daß ich ständig an diesen Wunden litt und herumdokterte. An Schönheit und Begehrlichkeit konnte ich in dieser Zeit nicht denken.
Neun Wochen nach Geraldines Geburt mußte ich noch mal ausgeschabt (Gänsehaut!) werden. Eine Säuglingsschwester ermöglichte es mir, die Milch im Krankenhaus abzupumpen, damit Dirk sie zu Hause Geraldine geben konnte. Diese Absaugpumpe funktioniert genauso wie eine Milchpumpe für Tiere. Sie macht dieselben Geräusche und läßt die Brust wie ein Euter aussehen. In einem dieser Eltern-Erfahrungsberichte, mit denen der Buchmarkt seit geraumer Zeit geradezu überschwemmt wird, hatte ich mal gelesen, daß die milchabpumpende Mutter zu ihrem Ehegatten bei so einer Gelegenheit fröhlich sagte: »Guck mal, wie bei einer Kuh!«
Also, das mit der Kuh stimmte, »Guck mal!«, hätte ich zu Dirk in dieser Situation aber bestimmt nicht gesagt. Ich fand diesen Anblick schrecklich. Ich hatte große Mühe damit, daß sich die Bedeutung meines Körpers auf zwei überdimensionale Brüste reduziert hatte.
Und es sollte mir bloß keiner mit dem Argument kommen, das sei »alles ganz natürlich«. »Natürlich« waren auch die

Schmerzen bei der Geburt oder die Schwerfälligkeit im zehnten Monat. Trotzdem hätte ich gern darauf verzichtet. Dieses Natürlichkeits-Argument suggerierte doch bloß, daß Beschwerden dieser Art egoistisch und damit sittenwidrig seien. Als genügte es nicht, daß man seine gesamte Zeit, Schlaf und Nerven seinem Nachwuchs opfert.
Da war es doch nur »natürlich«, daß man wenigstens gegenüber seinem Körper ein wenig Respekt einforderte.
Es waren aber nicht nur diese äußeren Umstände. Unbewußt gab es für mich einen Widerspruch zwischen der hehren Aufgabe, Mutter zu sein und dem niederen Vergnügen, Objekt sexueller Gelüste zu sein. Rein vom Verstand her war das natürlich Unsinn, dennoch konnte ich mich gefühlsmäßig nicht darüber hinwegsetzen.
Plötzlich mochte ich die Tönung meiner Haare nicht mehr. Das Rot war mir zu frivol. Ich hatte damit in den achtziger Jahren begonnen, als der Film »9 1/2 Wochen« die Kinokassen stürmte. Mein damaliges Lebensgefühl spiegelte sich auch in meiner Haarfarbe wider. Jetzt, nur wenige Jahre später, konnte ich der Vorstellung, jemand gieße klebrigen Honig auf meinen Bauch, um ihn dann wieder abzuschlecken, beim besten Willen nichts abgewinnen.
Ich wollte meine Ruhe, mich wieder sammeln, meine sexuelle Identität wiederfinden.
Wenn mir ein unsympathischer Mann auf der Straße eindeutige Blicke zuwarf, malte ich mir immer aus, ihn mal zu einer Geburt mitzuschleppen. Dann würde ihm sein blödes Grinsen schon vergehen.
Warf mir allerdings ein sympathischer, attraktiver Mann entsprechende Blicke zu, wünschte ich mir manchmal, bei der Geburt meiner eigenen Kinder nicht dabeigewesen zu sein.

»Nur-Hausfrau und Mutter« – da muss man schon gute Gründe vorweisen

Sprache ist ja so verräterisch. Entweder eine Frau geht arbeiten, oder sie ist daheim.

Was macht eine Frau daheim eigentlich? Bestimmt nicht arbeiten, denn das ist ja das Gegenteil von daheim sein.

Also könnte man sich doch die »Arbeit« nach Hause holen. Dann hätten alle Frauen Job und Familie. Eine bekannte Frauenzeitschrift stellte die Ideallösung erst kürzlich vor: »Kind und Beruf? Kein Thema ...« Bei solchen Überschriften macht mein Herz immer einen begeisterten Hüpfer. Gierig sog ich das Plädoyer für berufstätige Mütter auf. Sie hatten da ein ganz konkretes Beispiel:

»Erreichbarkeit ist alles. Erst Chemielaborantin, dann Chemotechnikerin, schließlich Diplom-Ingenieurin und Betriebsleiterin bei einem großen Chemiekonzern. Laura Sander hatte es geschafft. Da wollte sie nicht einfach abtauchen, als Paul vor drei Jahren zur Welt kam. Als Erziehungsurlauberin hätte sie für ihre Firma stundenweise zu Hause arbeiten können. Warum, dachte sie sich, sollte das nicht auch im normalen Job möglich sein? Also bastelte sie sich ein eigenes Arbeitszeitmodell, von dem sich ihre – anfangs verblüfften – Vorgesetzten schließlich überzeugen ließen. Und auch als Lisa geboren wurde, änderte sich an dieser Regelung nichts: von sieben bis zwölf im Betrieb, wo Laura Sander einen Teil der Produktion vor Ort kontrollieren muß; von 12.30 Uhr bis 17 Uhr im ›Home-Office‹, wo sie Verwaltungsarbeiten erledigt, Fachliteratur studiert oder Handbücher für Stör- und Alarmfälle verfaßt. Dort ist die 33jährige jederzeit erreichbar, auch über

E-mail oder Fax. Und wenn sie mit Paul und Lisa auf den Spielplatz geht, hat sie ihr Handy dabei.«
Also – toll ist das schon. Kann man ja auch verstehen, die Laura Sander, wenn sie es schon geschafft hatte. Kompetent irgendwie. Da hat sie sich selbst ein eigenes Arbeitszeitmodell gebastelt und prompt ihre Vorgesetzten damit verblüfft. Unsereiner ist schon froh, wenn er überhaupt jemanden mal verblüfft. Und dann das »Home-Office«. Klingt richtig elegant. Kein Wunder, daß die Kinder sie da in Ruhe arbeiten lassen. Ich hab zu Hause nur ein gewöhnliches Arbeitszimmer mit Computer, und meine Kinder haben keinerlei Respekt vor dieser Einrichtung. Sie betrachten mein Arbeitszimmer einfach als den etwas anderen Spielplatz. Geraldine betätigt am liebsten den Ein- und Ausknopf am Computer, besonders dann, wenn ich mein Geschreibsel noch nicht gesichert habe. Frederic greift schon mal ganz gern in die Tasten. Ich müßte ihnen da entschlossen klarmachen, daß das mein ureigenster Bereich ist. Aber ich kriege das halt nicht hin. Das ist wohl irgendwo ein Stück Unentschlossenheit von mir.
Einfacher stelle ich es mir vor, in der Gegenwart meiner Kinder ein Handbuch für Stör- und Alarmfälle zu verfassen. Frederic und Geraldine sind für mich oft ein einziger Stör- und Alarmfall. Nichts leichter, als darüber ein Handbuch zu verfassen, ganz nah am Objekt sozusagen.
Super auch die Idee mit dem Handy auf dem Spielplatz. Ich meine, da muß man sich nicht mit anderen dusseligen Müttern unterhalten, weil man ja viel zu busy und wichtig ist. Das kann doch kein Problem sein, gleichzeitig zu telefonieren und meine Tochter daran zu hindern, sich von der Rutschbahn auf der falschen Seite in die Tiefe zu stürzen. Das ist vor allem eine Frage der Koordination (Geraldines und meiner) und letztlich auch der Organisation. Man braucht, um beim kon-

kreten Beispiel zu bleiben, doch nur auf einen Spielplatz zu gehen, wo es keine Rutschbahnen gibt.
Aber viele Frauen wollen das einfach nicht wahrhaben. Sie behaupten tatsächlich, mit ein, zwei Kindern völlig ausgelastet zu sein. Dabei gibt es sie doch: Mütter, die ihr Handy so selbstverständlich wie ihren Still-BH tragen, Mütter mit Lippenstift, der nicht auf ihre Babys abfärbt, Mütter, die eben alles im Griff haben. Die Zeitschriften sind voll davon. Frauen wie Laura Sander machen es uns doch vor.
Böswillige und neidische Mäuler könnten natürlich behaupten, Paul und Lisa (zur Erinnerung: die Kinder von Laura) seien nur Zubehörkinder. Aber das ist wirklich ungerecht und frauenunsolidarisch.
Auch wenn ich es gern von mir behaupten würde, aber ich bin nicht wie Laura Sander. Zwar hatte auch ich das unbescheidene Gefühl, »es geschafft« zu haben, auch ich war in einer leitenden Funktion, und auch ich hatte einen flexiblen und frauenfreundlichen Arbeitgeber. Aber mir gelang es einfach nicht, ein verblüffendes Modell zu entwickeln, wie ich gleichzeitig Mutter und Redaktionsleiterin sein könnte. Redakteurin, zwei Tage in der Woche, das ließ sich dank der Unterstützung meiner Familie einrichten. Aber als Redaktionsleiterin war ich den ganzen Tag fast die ganze Woche für meinen Job da. Als Mutter müßte ich das gleiche tun, es sei denn, ich würde mein Kind mindestens fünf Tage in der Woche jemand anderem überlassen. Aber dann – so meine konservative Logik – hätte ich auch gleich auf meine Babys verzichten können.
Das Ergebnis ist, daß ich statt Redaktionsleiterin jetzt nur noch Redakteurin bin. Das ist schon o.k., aber manchmal sticht es trotzdem ein bißchen. Ich will mich gar nicht beschweren, nur erwähnen möchte ich es wenigstens mal dürfen.

»Kind und Karriere – kein Problem«?
Wenn sie geschrieben hätten: »Kind und Karriere – mein Problem«, hätte ich aus vollem Herzen zugestimmt. Und wenn sie geschrieben hätten: »Lind und Karriere – kein Problem«, hätte nicht nur Hera, sondern sogar die ganze Nation zugestimmt.
Oder wie wäre es mit der Wahrheit? »Kind und Karriere – ein Problem!«
Nein, ich bin kein Superweib. Das schlimme ist, ich bin nicht mal eine Supermutter.
Es langweilt mich, den ganzen Tag für meine Kinder den Animateur zu spielen. Ich bekenne, manchmal überlasse ich die Kinder sich selbst oder, noch unpädagogischer, dem Fernseher. Ich tue das nicht aus gutem Grund, sondern einfach nur so, weil ich momentan nicht mehr kann. Manchmal putze ich auch den ganzen Tag, und die Kinder laufen halt so nebenher.
Manchmal brülle ich sie auch an: »Verdammt noch mal, könnt ihr nicht mal eine Sekunde ruhig sein!«
Es ist auch schon vorgekommen, daß ich Geraldine die schmutzige Windel nicht gleich gewechselt habe, weil ich in dem Moment einfach zu faul dazu war.
Und wenn wir bei meiner Schwiegermutter sind, macht es mich nicht eifersüchtig, wenn Frederic sich an sie statt an mich wendet, wenn er zum Beispiel etwas trinken will. Ich bin dann einfach nur froh, daß ich nicht aufstehen muß.
Ich rede aber bei anderen Müttern nicht darüber. Wenn ich mir schon den Luxus gönne, den ganzen Tag daheim zu sein, sollte ich wenigstens diese Aufgabe perfekt erfüllen. Und auch ernst nehmen.
Neulich hatten wir das erste Eltern-Treffen von Frederics »Miniclub«. Nachdem wir uns alle vorgestellt hatten, besprachen wir, wie die Kinder das St.-Martins-Fest begehen sollten. Es

gab zwei Möglichkeiten: Entweder die Kinder schlossen sich dem Umzug vom Kindergarten an, oder sie veranstalteten einen eigenen, kleinen Umzug. Diese Frage wollte natürlich beantwortet und, was ich nicht ahnen konnte, mit all der Ernsthaftigkeit und dem Engagement heutiger, gebildeter Eltern, diskutiert werden. Eine Mutter eröffnete das Forum mit der Frage: »Welches Gruppengefühl wollen wir unseren Kindern vermitteln, das der Kleingruppe (eigener Umzug) oder das der großen Gemeinschaft (Anschluß an Kindergartenzug)?«

Ich begann, schwer zu atmen. Diese pädagogische Problematisierung relativ einfacher Sachverhalte hatte mich schon an der Uni immer total nervös gemacht. Ich konnte mir eigentlich nicht vorstellen, daß das Frederics Seelenleben entscheidend beeinflussen würde, ob er inmitten von zehn oder von hundert Kindern seine leuchtende Laterne tragen würde. Eine Mutter bemerkte dann zu meiner Erleichterung, sie fände, die Kinder seien mit dem Tragen der Laterne ohnehin so beschäftigt, daß sie die Anzahl der Kinder wahrscheinlich gar nicht wahrnehmen würden. Plötzlich nickten fast alle, offensichtlich froh darüber, daß einer das pädagogisch komplizierte Problem mit einer so einfachen und doch wahren Feststellung einer Lösung näher brachte.

Ich schwieg die ganze Zeit. Ich hatte irgendwie ein schlechtes Gewissen, daß es mich nervte, die Belange meiner Kinder so ausführlich zu diskutieren.

Es wurde Zeit, daß ich wieder ab und zu in meinem Job arbeitete. Dann würde ich auch solche Diskussionen wieder gelassener ertragen.

Mir wurde ganz elend bei dem Gedanken, wie ich das mit den Kindern hinkriegen sollte. Mir schwebte da eine Babysitter-Kombination aus Ehemann, Mutter und Schwiegermutter vor.

Wie das genau gehen sollte, wußte ich nicht. Ich wollte die Kinder auch nicht zwei Tage lang hin- und herschieben. Gerade ich, die immer so laut tönte, es dürfe nicht auf Kosten der Kinder gehen und so. Es gab da doch so eine Zauberformel? Ach ja! »Es ist alles nur eine Frage der Organisation!« Wo gibt's die denn zu kaufen, diese Organisation, die einen gleichzeitig an zwei Orte zaubert, die Kinder glücklich und Mütter entspannt macht? Sicher würde ich von einer dieser Frauenzeitschriften Auskunft erhalten. Wenn nicht, würde ich einfach ein Superweib fragen.

ENDE ODER ANFANG?

Wir fahren mit dem Auto nach Hause. Wir kommen von meinen Schwiegereltern.

Meine Schwiegermutter hat heute Geburtstag. Für mich war das ein willkommener Anlaß, mich endlich mal wieder in Schale zu schmeißen.

Schon heute nachmittag hatte ich mir ein heißes Duftbad aus erlesenen Ölen gegönnt, eine Maske aufgelegt und mich dann in aller Ruhe angezogen. Edle Seidenunterwäsche, hauchzarte Strümpfe und dann das phantastische Kostüm, das mir meine Mutter zum Geburtstag geschenkt hat. Feinstes Garn.

Dirk war so nett, die Kinder nicht nur vom Badezimmer fernzuhalten, sondern sie auch noch mit Grießbrei zu füttern und danach ordentlich anzuziehen.

Wir waren pünktlich fertig. Fehlten nur noch die Stöckelschuhe, die mein Outfit perfekt ergänzten. Ich hatte sie schon unten in den Flur gestellt, als allerletztes I-Tüpfelchen.

Wie gut tat das, in einen eleganten, schlanken, weichen Schuh hineinzuschlüpfen!

Vielleicht ein wenig zu weich? Und auch zu warm? Was für eine weiße Masse quoll da eigentlich hervor?
»Der Grießbrei«, bemerkte Dirk sehr scharfsinnig.
Ich sagte nichts, ich tat nichts, ich war regungslos. Wir starrten alle vier wie hypnotisiert auf meinen Fuß, so, als würde die weiße Masse vielleicht wieder in meinem Schuh verschwinden. Tat sie aber nicht. Statt dessen rannte Frederic in die Küche und holte ein angesabbertes Lätzchen, um damit meine Schuhe abzuwischen. »Gleiches mit Gleichem bekämpfen«, dachte er sich wohl in diesem Moment und begann eifrig, den Brei auf meinem Schuh gleichmäßig zu verteilen.
Es mußten dann schließlich meine zweitbesten Schuhe her. Die »allerfordersten« waren vorerst nicht mehr zu retten.
Dem Geburtstag tat das keinen Abbruch. Wir waren ganz die nette Familie, Vorzeigefamilie, wie es Dirk immer so schön formuliert. Der lebende Beweis dafür, daß Ordnung nur aus dem Chaos entstehen kann.
Trotzdem oder gerade deshalb bin ich jetzt froh, bald in meinem warmen Bett zu sein.
Geraldine und Frederic sitzen zufrieden und schläfrig hinten im Auto. Es ist schon dunkel. Der Himmel ist voller Sterne. Darüber prangt ein wunderschöner Vollmond.
Es ist einer jener Momente, in denen ich die Pflicht verspüre, ihn als kitschig zu empfinden. Ich tue es aber nicht, denn ich bin milde mit mir geworden.
Ob ich es Dirk erzählen soll?
»Drei Kinder, das packe ich nicht!« sagt er immer.
Wenn ich bedenke, wie sehr er sich um Geraldine und Frederic kümmert, glaube ich ihm das aufs Wort. Wenn ich jetzt was sage, ist die ganze schöne Stimmung dahin. Und ich liebe sie doch so, diese flüchtigen Momente der Harmonie.

Betrachten wir doch mal die Fakten. Bis jetzt ist noch nichts anderes passiert, als daß ich die Pille einmal vergessen habe und na ja, daß danach noch was zwischen uns war, eigentlich ziemlich direkt danach.

Warum mußte ich auch diese dumme Pille vergessen? Warum ausgerechnet jetzt, wo ich das mit den Kindern ganz gut hinkriege und wieder zwei Tage in der Woche arbeiten will. Im Moment läuft es doch so gut. »Eben darum«, würde meine Freundin Barbara jetzt sagen, »du liebst halt das Leben.«

Ich entschließe mich, erst mal abzuwarten und kuschel mich noch ein bißchen tiefer in den warmen Sitz.

»Der Mond«, erzähle ich meinem Sohn, »beschützt nachts die Kinder. Und wenn ihm langweilig wird, unterhält er sich flüsternd mit den Sternen.«

»Mama«, sagt Frederic, »holst du mir die Sterne vom Himmel?«

Ja, Frederic, gleich morgen beginnen wir damit.